Carlos García-Escovar
Daniela García-Endara
Mariano Traverso-Alvarado

Diagnóstico e aderência ao tratamento da Diabetes Mellitus

Carlos García-Escovar
Daniela García-Endara
Mariano Traverso-Alvarado

Diagnóstico e aderência ao tratamento da Diabetes Mellitus

A complexa regulação da glicemia pós-prandial está relacionada com múltiplos factores...

ScienciaScripts

Imprint

Any brand names and product names mentioned in this book are subject to trademark, brand or patent protection and are trademarks or registered trademarks of their respective holders. The use of brand names, product names, common names, trade names, product descriptions etc. even without a particular marking in this work is in no way to be construed to mean that such names may be regarded as unrestricted in respect of trademark and brand protection legislation and could thus be used by anyone.

Cover image: www.ingimage.com

This book is a translation from the original published under ISBN 978-620-2-10564-4.

Publisher:
Sciencia Scripts
is a trademark of
Dodo Books Indian Ocean Ltd. and OmniScriptum S.R.L publishing group

120 High Road, East Finchley, London, N2 9ED, United Kingdom
Str. Armeneasca 28/1, office 1, Chisinau MD-2012, Republic of Moldova, Europe
Printed at: see last page
ISBN: 978-620-5-55606-1

DIAGNÓSTICO E ADERÊNCIA AO TRATAMENTO DA DIABETES MELLITUS, 2022.

"A complexa regulação da glicemia pós-prandial está relacionada com múltiplos factores, tais como: composição das refeições, acção das hormonas gastrointestinais e das enzimas digestivas" Carlos Alberto García-Escovar[1] MD. MSc. PhD, Ruth Daniela García-Endara[2] Esp. MD., Mariano Fernando Traverso-Alvarado[3] MD., Esp., 152 alunos da Faculdade de Ciências da Saúde de ULEAM[4][a][b][c][d].

[1] Professor da Faculdade de Ciências da Saúde da Universidad Eloy Alfaro de Manabí. https://orcid.org/0000-0003-2436-9497 carlosg.garcia@uleam.edu.ec servimedgarcia@gmail.com

[2] Especialista em Geriatria, Mestre em Diabetes pela Universidade Austral de Buenos Aires. Argentina. https://orcid.org/0000-0001-9619-3158 danigarcia18_@hotmail.com

Especialista em Diagnóstico por Imagem. https://orcid.org/0000-0002- 5768-4779 mariano_tra@hotmail.com

[4] Alunos da Faculdade de Ciências da Saúde.

[a] 43 estudantes de Fisiopatologia I, 4º semestre paralelo A, carreira médica. (Alcivar Pinargote Liz Magdiel, Barreiro Landázuri Patherson Carlos, Burgos Alava Ángelo Emmanuel, Cando Suarez Yomara Anahí, Catuto Villegas Melanie Elizabeth, Cedeño Gallardo Nahomi Nayeska, Cevallos Macias Maika Thailys, Chávez Cobeña Paola Mishelle, Chico

Rivadeneira Nathaly Mishell, Dávila Solorzano Ariana Melina, Delgado Alava Maria Fiorella, Farias Alcivar Maria Denisse, Farias Suarez Pierina Anthonella, Garcia Gamboa Cristopher Freddy, Garcia Mera Eimy Sabrina, Guastay Zúñiga Nayeli Alexandra, Leones Mendoza Maybeth Valentina, Márquez Palacios Ana Rachell, Mendieta Saavedra Luis David, Mendoza Marcillo Lourdes Monserrate, Menéndez Mendoza Maria Emilia, Menéndez Sabando Julixa Anaid, Mera Romero Cristhoper Nahín, Mero Rivera Dangely Dennis, Moreira Baque Carlos Jesús, Muñoz Moreira Maite Marina, Muñoz Zambrano Mariuxi Lisbeth, Pallaroso Rivas Gissela Stephania, Peñafiel Carreño Edgar Josué, Pérez Molina Gabriel Alejandro, Pico Macias Tamara Anayansi, Ramírez Ramírez Paul Sebastián, Reina Faubla Jonathan Daniel, Rivadeneira Bodero Sheyla Briceyda, Sabando Delgado Alani Carla, Sisalema Sisalema Leslie Selena,

Triviño Quijije Carlos Adrián, Tumbaco Baque Darlyn Enrique, Vargas Parraga Nicole Andreina, Vergara Lucas Dolores Jamileth, Villavicencio Saltos Jennifer Stefanía, Villigua Quijije Jonathan Rafael, Zambrano Yugcha Dorelis Yadira.)

[b] 32 estudantes de Fisiopatologia I, 4º semestre paralelo C, carreira de Medicina. (Bravo Mambel Melanie Dayana, Castillo Delgado Steva Stefanía, Castro Mendieta Genesis Pamela, Chompoy Salazar Andy David, Delgado Alonzo Albert Josué, Fernández Macias Elda Leonor, Freire Benítez Michelle Alejandra, Garcia Arteaga Shirley Nohelia, Gavilanes Alcivar Leonela Katherine, Guatumillo Chuez Erick David, Intriago Aguayo José Andres, Intriago Cevallos Ángel Adrián, Intriago Tuarez José Andres, Loor Delgado Alisson Brigitt, Macias Lascano Nallely Maholy, Macias Ramos Cinthia Nicole, Medranda Moreira Martha Kaela, Mendoza Vera Erick Duberlly, Meza Ruiz Lisseth Alexandra, Moran Alcivar Melisa Fernanda, Moreno Zambrano Jorge Isaac, Parraga Murillo Gema Laura, Parraga Sánchez Erick Santiago, Pazmiño Loor Briggitte Aileen, Ponce Galarza Carmen Nicolle, Quiroz Vera Denny Andres, Salcedo Baque Helen Nicole, Sánchez Molina Cristhian Michael, Vera Parraga Nathaly Lucero, Yasig Lucero Elmer Stalyn, Zambrano Campoverde Damaris Jamileth, Zambrano Domínguez Gabriela Isabel).[c] 38 estudantes de Fisiopatologia II, 5º semestre paralelo A, Faculdade de Medicina. (Bermúdez Rivera Carol Virginia, Cajas Vega Sumaya Nicole, Coello Troncoso Erick Jordy, Delgado Rivera Alisson Dayana, Diaz Aveiga Aida Daniela, Garcia Guaitara Byron Sebastián, Garcia Villacreses Nexar Arián, Govea Galarza Sthephany Julissa, Hidalgo Saldarriaga Brittany Joan, Loor Vélez Damaris Nicole, Marcillo Choez Katherine Belén, Marmolejo Olvera Mayra Alejandra, Mena Burgos Jhoyce Natasha, Mero Chávez Edison José, Molina Abad Alisson Lisbeth, Molina Gorozabel Corina Nohemy, Moreira Muñoz Maibelin Mayerli, Moya Cueva Alisson Nebraska, Muñoz Bermeo Luis Ángel, Palacios Rosado Enrique Josué, Peñarrieta Cedeño Medeline Julissa, Pincay Cedeño Heidi Nicol, Ponce Vergara Jennifer Tais, Reyna Delgado Karol Valentina, Rivadeneira Rojas Roxanna Stefany, Rodríguez Ponce Arianna Stefanía, Sáenz Mera Carla Ariana, Saltos Vélez Maria Alejandra, Solorzano Cobeña José Julián, Solorzano Fernández Estefanía Madelen, Solorzano Pinargote Maria Magdalena, Triviño Reyes Milenka Jahaira, Vaca Rodríguez Margarita Isabel, Valdivieso Vélez Ingrid Yaleska, Vera López Nayely Monserrate, Vera Vera Robinson Steven, Zambrano Cedeño Angie Doménica, Zambrano Ochoa Emely Daniela.)

[d] 39 estudantes de Fisiopatologia II, 5º semestre paralelo B, Carreira de Medicina (Almeida Aguirre Hania Milena, Alonzo Saltos Nahomi Jamilet, Basurto Soza

Giomara Jessenia, Caicedo Castro Alisson Nicolle, Carrillo Sabando Iván Patricio, Cedeño Zambrano Robin Jesús, Delgado Valle, Almeida Aguirre Hania Milena, Alonzo Saltos Nahomi Jamilet, Basurto Soza Giomara Jessenia, Caicedo Castro Alisson Nicolle, Carrillo Sabando Iván Patricio, Cedeño Zambrano Robin Jesús, Delgado Valle Ivana Karina, Espinel Loor Wendy Cristina, Fernández González Antony Roosevelt, Franco Casanova Paul Andres, Garcia Bustos Carla Lizbeth, Intriago Alcivar Damary Yuviry, Iturralde Zamora Israel Aníbal, Karpite Zambrano Damaris Sohey, Macias Garcia Valeria Nicole, Macias Tubay Naydely Xeomara, Mejía Bravo Maria José, Mera Zambrano Daleska Nallely, Moreira Vera Nayeli Isabel, Moreno Armendáriz Lourdes Lorena, Orlando Rodríguez Maria Antonella, Palma Mera Almy Auxiliadora, Palma Palma Palma Palma Yelitza Arianna, Parraga Ramírez Bryan Leonardo, Pinargote Vera Kelelin Mayely, Quiñones Zabaleta Greysa Andreina, Realpe Ponce Luis Alejandro, Rivadeneira Alava Angie Nicole, Rodríguez Mojena Amanda, Rodríguez San Lucas Niurka Yusipina, Romero Cedeño Lady Stefany, Santander Alcivar José Jair, Solorzano Castro Roque Adrián, Velásquez Cevallos Luis Ernesto, Vera Moreira Maria Belén, Villamil Acosta Heidy Nayely, Zambrano Alonzo Alexis Xavier, Zambrano Caballero Simey Desiré, Zamora Prieto Alayán Gabriel.)

SÍNTESE

Quando queremos saber se temos diabetes, pensamos que o teste de glicemia em jejum é a primeira coisa; no entanto, pode ser que mesmo que saia normal, pode ser que a glicemia pós-prandial, duas horas após a ingestão de uma carga de 75 g de hidratos de carbono, esteja elevada, então o nosso paciente tem diabetes mellitus 2. Devemos lembrar que um doente tem glicemia normal quando o jejum de pelo menos 8 horas se situa entre 60 e 100 mg/dl e se estiver entre 100 e 110 mg/dl dizemos que tem uma síndrome metabólica ou pré-diabetes e quando for superior a 110 mg/dl dizemos que tem diabetes mellitus 2. Se um paciente tem menos de 110 mg/dl de jejum; mas com insulina muito alta, o que significa que o pâncreas está a fazer um grande esforço para manter a glicemia normal, causada pela resistência à insulina, verificamos isto com uma fórmula para calcular o HOMA e se for mais de 2,5 então esse paciente tem resistência à insulina. Há atraso no diagnóstico e má adesão ao tratamento em todas as suas exigências. Mas a situação socioeconómica e cultural da comunidade equatoriana impede o cumprimento efectivo da dieta, exercício e tratamento medicamentoso, e pior ainda, o diagnóstico precoce. As nossas conclusões concluem que nesta amostra de 740 sujeitos 56,2% são mulheres e 43,8% são homens. Na amostra, a doença arterial coronária estava presente em 15,9%, insuficiência cardíaca 19,8%, doença cerebrovascular 3,9% e doença arterial periférica 5,5%. Em relação às complicações, a doença cardíaca esteve presente em 37,2% dos casos, doença renal 22%, doença visual 48,9%, dislipidemia 35,4%, hipertrigliceridemia 41,8%, dores articulares 67,4%, infecções do tracto urinário 45,7%. Em relação à adesão ao tratamento farmacológico, 44,7% não aderiu à Metformina, 45,1% não aderiu à dieta, e 63,8% não aderiu ao exercício.

Palavras-chave: diabetes, síndrome metabólica, glicémia, insulina.

CONTEÚDO

INTRODUÇÃO

Não basta investigar se um paciente tem diabetes mellitus tipo 2 para pedir um teste de glicemia em jejum, pode ser que o paciente ainda controle os níveis de glicemia em jejum e quando pedimos um pós-prandial, ou seja, após a ingestão de uma carga de carboidratos e duas horas após essa ingestão fazemos novamente o teste de glicemia, pode ser que esteja elevada e que o paciente já tenha diabetes mellitus tipo 2. Dizemos que um paciente tem glicemia normal quando o jejum de pelo menos 8 horas se situa entre 60 e 100 mg/dl e se estiver entre 100 e 110 mg/dl dizemos que ele tem uma síndrome metabólica ou pré-diabetes e quando este teste for superior a 110, dizemos que ele tem diabetes mellitus tipo dois, mas não só lá, mas quando os pacientes são testados para açúcar após duas horas de uma carga de glicose, essa carga tem de ser de 75 gramas, por isso não é bom para o laboratório dizer-lhes para irem tomar o pequeno-almoço e voltarem, não funciona, tem de ser 75 gramas para que não seja aleatório porque se eu disser a alguém para ir tomar o pequeno-almoço, um bom pequeno-almoço pode consumir menos de 75 gramas de glucose ou mais e depois o resultado pode estar errado, além disso, quando eu pedir este teste o paciente tem de estar em repouso depois de usar a carga de glucose, há pequenos frascos com caudas pequenas, alguns sumos são os 75 gramas que os laboratórios devem ter e ali sentados durante duas horas para que não haja consumo de glicose e eu faça o teste errado, depois até 140 é normal, depois de duas horas entre 140 e 180 dizemos que o paciente tem uma perda de glicose e mais de 180 dizemos que o paciente tem diabetes mellitus tipo dois mesmo que o açúcar no sangue em jejum seja normal, olhamos para o problema e muitas vezes fazemos o teste de açúcar no sangue em jejum e dizemos como é bom, felicitamos o doente e até lhe damos um abraço e não é assim, mas temos de avaliar o doente para ver se ele também tem o que se chama uma síndrome metabólica, um pré-diabetes, e dizemos que se ele tem entre 100 e 110 jejum e entre 140-180 duas horas pós-prandial que há um pré-diabetes mas não é suficiente, pode ser que o doente tenha menos de 110 jejum; mas o nível de insulina é muito elevado, ou seja, o pâncreas está a fazer um grande esforço para manter uma glicemia normal. Existe uma fórmula com a qual calculamos a homeostase da resistência à insulina, ou seja, se a quantidade de insulina que o paciente tem em estômago vazio estiver de acordo com a glicemia: multiplicamos a quantidade de glicemia em estômago vazio em miligramas pela quantidade de insulina em unidades e dividimos por 409; e se for mais de 2,5 então esse paciente tem resistência à insulina. As estatísticas mostraram que mais pessoas se complicam, têm ataques cardíacos e morrem com hiperglicemia pós-prandial do que com hiperglicemia de jejum. Diminuindo a osmolaridade, embora se tivermos um gradiente mais baixo não importa porque se a glicose diminuir, resta mais sódio e a osmolaridade do sangue é mantida porque o sódio ou o potássio aumenta um pouco. Além disso, no plasma, a pressão hidrostática aumenta em relação à pressão coloidosmótica. Depois, tem de haver um gradiente adequado no sangue para que possa passar para o líquido cefalorraquidiano, se a glicemia descer abaixo dos 60 mg/dl não passa facilmente para o líquido cefalorraquidiano, lembre-se que os neurónios não têm glicogénio, pelo que o fornecimento de glicose dura alguns minutos, por esta razão a falta de glicose é mais sensível do que a falta de oxigénio; quando isto acontece o fígado inicia a neoglicogénese. Acontece que a glicemia pós-prandial pode ser mais perigosa devido à neoglicogénese, a insulina permite a entrada de glicose com GLUT que é a proteína transportadora, mas se a insulina vem e é acoplada a esse domínio permitindo a passagem; mas acontece que há pacientes com síndrome metabólica que é muito comum em Manabi; por esta razão, estas pessoas têm uma predisposição para sofrer de diabetes, o facto de algumas delas terem obesidade central, de quererem comer o tempo todo não é por acidente, provavelmente esta condição está ligada à síndrome metabólica; estes doentes dormiram a noite toda, não comeram durante oito horas e levantam-se de manhã sem vontade de comer, provavelmente é uma consequência da síndrome metabólica e só a meio da manhã querem tomar o pequeno-almoço, eliminando o mau hábito, estamos a falar de um mau hábito. fisiologicamente que este doente recebeu fornecimentos de glicose de duas em duas horas à noite por meio de neoglicogénese e pela ingestão de glicose da última refeição que teve no dia anterior (Garcia & Garcia, 2023).

JUSTIFICAÇÃO

Segundo o INEC no Equador, a diabetes foi relatada como a segunda causa de mortalidade; entre 2014 e 2015 foi a primeira causa de morte entre as mulheres e a terceira, entre os homens durante 2016 a 2017, um ano em que 4.895 pessoas morreram desta doença. No entanto, há atraso no diagnóstico e má aderência ao tratamento em todas as suas exigências. Embora o Equador tenha alinhado com as recomendações e objectivos propostos pela OMS através do Plano de Acção Global para a Prevenção e Controlo das Doenças Não Transmissíveis (CND), o Plano Regional para as Doenças Não Transmissíveis (CND) da Organização Pan-Americana da Saúde (OPAS), para além de se comprometer a cumprir os objectivos da Agenda do Desenvolvimento Sustentável para o ano 2030 para a redução de um terço da mortalidade prematura provocada pelos CND. Mas a situação socioeconómica e cultural da comunidade equatoriana impede o cumprimento efectivo da dieta, exercício e tratamento medicamentoso, e pior ainda, o diagnóstico precoce. Os critérios recomendados para o diagnóstico desta doença são sintomas de diabetes mais uma medição aleatória da glicemia > 200 mg/dl em qualquer altura do dia; glicemia em jejum superior ou igual a 126 mg/dl; glicemia superior ou igual a 200 mg/dl 2 horas após uma sobrecarga; e um nível de glicemia superior ou igual a 200 mg/dl 2 horas após uma sobrecarga. 75 gramas de glucose oral; hemoglobina glicosilada (HbA1c maior ou igual a 6,5%). A ADA recomenda a inclusão da hemoglobina glicosilada (HbA1C) como um teste com valor diagnóstico para diabetes mellitus se os seus valores forem pelo menos 6,5% ou mais em duas ocasiões. Esta recomendação baseia-se nas conclusões do comité de peritos que se reuniu para o efeito e que foram publicadas em Junho de 2009.5 Este comité também incluiu representantes da EASD e da IDF, embora nem a EASD nem a Organização Mundial de Saúde (OMS) tenham até agora apoiado a recomendação. A lógica subjacente à decisão relativa aos pontos de corte baseados em medições da glucose tem sido a sua capacidade de prever o início de complicações específicas da diabetes, especificamente a retinopatia. A mesma razão está agora a ser defendida para incluir o HbA1C de 6,5% ou superior como ponto de corte para o diagnóstico. Uma série de dados epidemiológicos demonstra uma relação entre o nível de HbA1C e o risco de retinopatia semelhante à demonstrada para a glicemia basal correspondente (BG) e os limiares de glicemia às 2 h após um teste de sobrecarga de glicose oral (OGTT). A ADA não tinha recomendado anteriormente a utilização de HbA1C para o diagnóstico da diabetes, principalmente devido à falta de padronização do teste. No entanto, argumenta agora que as medições de HbA1C já estão altamente normalizadas e que os seus resultados podem ser aplicados uniformemente tanto ao longo do tempo como entre populações. O teste deve ser realizado utilizando um método certificado pelo Programa Nacional de Padronização da Glicohemoglobina e padronizado ou extrapolado do Ensaio de Controlo da Diabetes e Complicações. HbA1C tem várias vantagens sobre o jejum da glucose plasmática, tais como maior comodidade, uma vez que o jejum não é necessário, maior estabilidade pré-analítica, e menos perturbações durante períodos de stress e doença. Estas vantagens devem ser contrabalançadas com o seu custo mais elevado, a disponibilidade limitada deste teste em certas regiões dos países em desenvolvimento, e a fraca correlação entre HbA1C e glicose média em alguns indivíduos. Além disso, o nível de HbA1C pode ser enganador em doentes com certas formas de anemia e hemoglobinopatias. Para doentes com uma hemoglobinopatia, mas com um volume normal de eritrócitos, como a doença falciforme, deve ser utilizado um teste de HbA1C sem interferência de hemoglobinas anormais. Para situações com volume anormal de eritrócitos, tais como gravidez ou hemólise e anemias por deficiência de ferro, o diagnóstico da diabetes deve ser feito unicamente com base em critérios de medição da glicose. Os critérios estabelecidos para o diagnóstico da diabetes baseados na glucose (glucose plasmática em jejum e glucose plasmática 2h após o SOG) permanecem válidos. Os pacientes com hiperglicemia grave, como os que apresentam sintomas clássicos de hiperglicemia ou crise hiperglicémica, continuarão a ser diagnosticados quando for encontrado incidentalmente um GP de 200mg/dl ou mais (Elsevier, 2022).

QUADRO TEÓRICO

Em relação à regulação da glicemia, que é um substrato energético vital, uma vez que o Sistema Nervoso Central depende quase inteiramente dele; o cérebro não concentra glicose, uma vez que os neurónios têm muito pouca reserva de glicogénio e necessitam da proteína transportadora de glicose (GLUT); por outro lado, a regulação da secreção de insulina é a que permite a concentração de glucose no sangue, onde a estimulação da secreção descarrega para além da insulina que é o principal regulador, proinsulina que assegura a produção contínua desta hormona do metabolismo; a glucose é transportada para a célula β pela proteína GLUT 2 para ser fosforilada pela glucocinase e metabolizada. O processo de secreção de insulina não está completamente elucidado; contudo, está relacionado com a activação pelo caminho de tradução do ARN, sinais mitocondriais, encerramento dos canais K sensíveis ao ATP, e entrada de cálcio no citoplasma de células β. A secreção de insulina está ligada ao gene que a codifica e está localizada no braço curto do cromossoma 11, a proinsulina tem uma cadeia de 86 aminoácidos (AA); depois, a clivagem do peptídeo de ligação ou peptídeo C (CP) gera uma molécula de cadeia dupla de 51 AA que é insulina. A proinsulina e a insulina estão em grânulos de armazenamento e a estimulação das descargas de secreção liberta quantidades equimolares de insulina e peptídeo C, que é pouco metabolizado no fígado; e pequenas quantidades de insulina e peptídeo C são libertadas pelo fígado. de proinsulina para o portal do metabolismo no fígado; assim o PC é o marcador mais preciso da secreção endógena de insulina. Tudo isto produz uma curva bifásica em insulina pré-formada e neoformada; onde a magnitude da descarga depende do grau de hiperglicemia e da via de acesso glicémica. A melhor resposta da insulina à glucose é se for administrada por via oral, e não por via intravenosa, devido à secreção de resposta que amplifica os peptídeos intestinais tais como: glucagon como I e polipéptido inibitório gástrico. Após os eventos pós-secreção da insulina para o portal, 50% é removida na primeira passagem pelo fígado; a concentração de insulina na veia portal é 2 a 4 vezes superior à da circulação periférica, tudo isto é de transcendência para o tratamento da insulina. Relativamente à acção da insulina nos tecidos alvo através de receptores específicos no fígado, músculo e adipócitos. Este receptor de insulina é um heterodímero composto por: duas cadeias α, duas cadeias β e pontes de dissulfureto. As subunidades alfa são extracelulares nas quais a insulina é ligada, as subunidades beta atravessam a membrana celular e podem ser fosforiladas por resíduos no citoplasma de serina, treonina e tirosina. A actividade da proteína cinase na subunidade B é essencial para a função receptora. O metabolismo celular da glucose é fornecido por enzimas da via glicolítica neste processo o piruvato é um produto chave que entra no ciclo do ácido tricarboxílico (TCA) que é metabolizado por várias moléculas de ATP. Nesta matéria, a maioria das células pode armazenar glicose como glicogénio (glicogénese) e pode dividir o glicogénio em glicose (glicogenólise). Além disso, a glucose 6 fosfátase, indispensável para a libertação de glucose na circulação e que só está presente no fígado e no músculo. No caso do metabolismo da insulina e dos lípidos, a síntese do glicogénio pelo fígado é estimulada; no entanto, se o glicogénio do fígado for superior a 5% da massa hepática, a gluconeogénese é suspensa, a produção de ácidos gordos aumenta, facilitando a entrada da glicose no adipócito, estimulando a acumulação de gordura e fazendo com que as células oxidem preferencialmente os hidratos de carbono em vez dos ácidos gordos para fornecer energia.Os efeitos da insulina sobre os hidratos de carbono: facilita a entrada da glicose nos tecidos alvo, estimula a formação de glicogénio, diminui a glicemia, diminui a glicemia diminui a secreção de insulina e as reservas de glicose sob a forma de glicogénio fornecem ao cérebro níveis constantes de glicose. Os efeitos da ausência de insulina no fígado suspendem a síntese de glicogénio, as enzimas responsáveis pela glicogenólise estimuladas pela falta de insulina e a presença de glucagon são activadas. Além disso, a insulina estimula a absorção celular de aminoácidos, aumenta a permeabilidade de muitas células ao potássio, magnésio e fosfatos. As doenças por deficiência de insulina na diabetes mellitus podem ser devidas à falta de produção de insulina ou à acção insuficiente da insulina. Existem dois tipos principais de diabetes mellitus: tipo 1 e 2.Tipo 1 diabetes mellitus. Também chamada diabetes mellitus insulino-dependente (IDDM); deve-se à destruição de β-células por destruição principalmente auto-imune das mesmas, em que a terapia de reposição de insulina (IRT) controla os efeitos da condição e o seu bom controlo diminui os efeitos adversos a longo prazo.diabetes mellitus tipo 2 Também chamada diabetes mellitus não dependente de insulina; começa como síndrome de resistência à insulina, na qual a terapia de reposição de insulina (IRT) não é normalmente necessária. É indicado o tratamento com dieta, exercício, secretagogues e/ou agentes anti-hiperglicémicos. A toxicidade da hiperglicemia e hiperlipidemia causa a exaustão do pâncreas levando à IRT. Melhorar os cuidados e a promoção da saúde nas populações - Assegurar que as decisões de tratamento são oportunas, baseadas em directrizes baseadas em evidências, incluem o apoio da comunidade social, e são tomadas em colaboração com os pacientes com base em preferências individuais, prognósticos, comorbilidades, e considerações financeiras informadas. Alinhar as abordagens à gestão da diabetes com o Modelo de Cuidados Crónicos. Este modelo enfatiza os cuidados de equipa centrados na pessoa, abordagens integradas de tratamento a longo prazo da diabetes e das comorbilidades, e uma comunicação colaborativa contínua e o estabelecimento de objectivos entre todos os membros da equipa. Os sistemas de cuidados devem facilitar os cuidados baseados em equipas, incluindo aqueles com conhecimentos e experiência na gestão da diabetes como parte da equipa, e a utilização de registos de doentes, ferramentas de apoio à decisão, e o envolvimento da comunidade para satisfazer as necessidades dos doentes. Avaliar a manutenção dos cuidados de saúde da diabetes utilizando dados fiáveis e relevantes para melhorar os processos de cuidados e os resultados de saúde, com atenção aos custos dos cuidados. Avaliar a insegurança alimentar, insegurança habitacional/sem abrigo, barreiras financeiras e capital social/apoio social comunitário para informar as decisões de tratamento, com encaminhamento para recursos comunitários locais apropriados. Fornecer aos doentes apoio de auto-gestão por parte de técnicos de saúde leigos, navegadores ou trabalhadores de saúde comunitários, quando disponíveis. Classificação e Diagnóstico da Diabetes - A1C. Para evitar diagnósticos errados ou diagnósticos incorrectos, os testes A1C devem ser realizados utilizando um método certificado pelo NGSP e normalizado para o ensaio de Controlo da Diabetes e Ensaio de Complicações (DCCT). A discordância marcada entre os níveis medidos de A1C e de glucose plasmática deve aumentar a possibilidade de interferência no ensaio A1C e considerar a utilização de um ensaio sem critérios de interferência ou glicemia plasmática para diagnosticar a diabetes. Em condições associadas a uma taxa alterada de A1C para glicemia, tais como hemoglobinopatias, incluindo doença falciforme, gravidez (segundo e terceiro trimestres e período pós-parto), deficiência de glucose-6-fosfato desidrogenase, VIH, hemodiálise, perda ou transfusão recente de sangue, ou terapia com eritropoietina, apenas devem ser utilizados critérios de glicemia plasmática para o diagnóstico da diabetes (ver outras condições que alteram a relação A1C e glicemia abaixo para mais informações). A ingestão adequada de hidratos de carbono deve ser assegurada (pelo menos 150 g/dia) durante 3 dias antes do teste de tolerância à glucose oral para rastrear a diabetes. O rastreio pré-sintomático da diabetes tipo 1 utilizando testes de rastreio que detectam autoanticorpos contra a insulina, ácido glutâmico descarboxilase (GAD), antígeno de ilhotas 2, ou o transportador de zinco 8 é actualmente recomendado no contexto de um estudo de investigação ou pode ser considerado como uma opção para testes de primeira vez. O desenvolvimento e persistência de múltiplos auto-anticorpos de ilhotas é um factor de risco para a diabetes clínica e pode servir como indicação para a intervenção no estabelecimento de um ensaio clínico ou rastreio para a diabetes de fase 1.2O rastreio de pré-diabetes e diabetes tipo 2 com avaliação informal do factor de risco ou uma calculadora de risco validada deve ser realizado em adultos assintomáticos. O rastreio da pré-diabetes e/ou diabetes tipo 2 deve ser considerado em pessoas assintomáticas em adultos de qualquer idade com excesso de peso ou obesidade (IMC ≥25 kg/m2 ou ≥23 kg/m2 em asiáticos-americanos) que tenham um ou mais factores de risco. Para todos os indivíduos, o rastreio deve começar aos 35 anos de idade. Se os testes forem normais, é razoável repetir o rastreio com intervalos mínimos de 3 anos mais cedo, com sintomas ou alterações de risco (ou seja aumento de peso). Para rastrear a pré-diabetes e a diabetes tipo 2, a glicose plasmática em jejum, a glicose plasmática 2-h durante o teste de tolerância à glicose oral de 75-g, e o A1C são apropriados. Quando o teste de tolerância à glucose oral é utilizado como teste de rastreio da diabetes, a ingestão adequada de hidratos de carbono (pelo menos 150 g/dia) deve ser assegurada durante 3 dias antes do teste. Em pessoas com pré-diabetes e diabetes tipo 2, identificar e tratar factores de risco para doenças cardiovasculares. O rastreio baseado no risco de diabetes pré-diabetes e/ou tipo 2 deve ser considerado após o início da puberdade ou após os 10 anos de idade, o que ocorrer primeiro, em crianças e adolescentes com excesso de peso (IMC ≥ percentil 85) ou obesos (IMC ≥ percentil 95) e que tenham um ou mais factores de risco de diabetes (consultar o Quadro 2.4 para a classificação das provas dos factores de risco). As pessoas com VIH devem ser rastreadas para diabetes e pré-diabetes com um teste de glucose em jejum antes de iniciar a terapia anti-retroviral, no momento de mudar a terapia anti-retroviral, e 3 a 6 meses depois de iniciar ou mudar a terapia anti-retroviral. Se os resultados da avaliação inicial forem normais, a glicose de jejum deve ser controlada anualmente (Rojas J., 2022).

QUADRO METODOLÓGICO

Assunto do estudo: Relação significativa entre os cuidados de saúde da população pobre, diagnóstico precoce da Diabetes Mellitus e aderência ao tratamento. Abordagem teórica (paradigma, método): Epidemiologia crítica. Descrição do objecto do estudo: O objecto do estudo é a análise do diagnóstico precoce e da adesão ao tratamento da Diabetes Mellitus na população correspondente aos núcleos familiares ligados aos estudantes da ULEAM durante o período 2022 (2). Desenho de investigação: Desenho não experimental, transversal. Técnica de recolha de dados: Considerações éticas. Consentimento livre, prévio e informado. O consentimento livre, prévio e informado é o documento por meio do qual indivíduos, famílias ou comunidades dão autorização para a intervenção que é objecto da pesquisa. É importante notar que o consentimento se refere não só ao próprio indivíduo, mas também a bens e serviços que podem ser modificados pela intervenção, mesmo que esta modificação seja temporária; além disso, os investigadores e sujeitos devem compreender que a autorização pode ser suspensa, terminada ou cancelada a qualquer momento. Para o desenvolvimento Foi preparado um formulário de consentimento para este estudo, que foi devidamente explicado e preenchido por cada um dos participantes. Para o desenvolvimento Foi preparado um formulário de consentimento para este estudo, que foi devidamente explicado e preenchido por cada um dos participantes. Instrumento. Ficha de registo de variáveis dos utilizadores ou cidadãos em geral: Esta informação foi recolhida pelos estudantes de fisiopatologia I do 4º semestre paralelo A e C; fisiopatologia II do 5º semestre paralelo A e B da ULEAM. Através do Excel 365 foram activadas duas folhas interligadas, uma para as fórmulas e outra para recolher a informação necessária dos cidadãos que corresponde à ficha de registo de variáveis. Este quadro de variáveis consiste em informações de afiliação tais como: idade, etnia, residência habitual, doenças devidas a complicações de Diabetes Mellitus (Doença cardíaca, Doença renal, Doença ocular, Doença visual, Cancro da bexiga, Fracturas ósseas, Dislipidemias, Hipertrigliceridemias, Pancreatite, Dor articular, Candidíase vaginal, Baixa pressão arterial, Infecções do tracto urinário, Doença da extremidade (pé diabético), Hipoglicemia, Cetoacidose diabética). Doenças crónicas anteriores (Alzheimer, Outras demências, Artrite, Asma, Cancro, Dislipidemias, Hipertrigliceridemias, DPOC, Doença de Crohn, Fibrose cística, Epilepsia, Doença cardíaca, VIH/SIDA, Desordens de humor (bipolar, ciclotímica e depressão), Síndrome de Cushing,

Hipertiroidismo, Esclerose múltipla, Doença de Parkinson, Outros). Sinais cardiorespiratórios (frequência cardíaca, frequência respiratória, tensão arterial). História, sinais e sintomas relacionados (História familiar, Predisposição genética, Consumo de alimentos e bebidas açucaradas, Estilo de vida sedentário, Aumento da sede, Aumento da micção, Aumento do apetite, Fadiga, Visão desfocada Visão desfocada, Entorpecimento ou formigueiro nas mãos ou pés, Úlceras não cicatrizantes, Excesso de peso ou obesidade, Perda de peso inexplicável Perda de peso inexplicável, Problemas cardíacos). Hiperglicemia durante a gravidez sem diagnóstico prévio de diabetes. Diagnóstico definitivo (Sem Diabetes, Diabetes Mellitus Tipo 1, Diabetes Mellitus Tipo 2, Diabetes Gestacional, Síndrome Metabólico). Diagnóstico laboratorial da diabetes (100 a 110 mg/dL em jejum e antes de cada refeição, Mais de 126 mg/dL em jejum e antes de cada refeição, 140 a 180 mg/dL duas horas após comer ou ingerir 75 g de glucose, Mais de 180 mg/dL duas horas após comer ou ingerir 75 g de glucose, Menos de 5.Hemoglobina glicosilada em jejum a 7% (HbA1c), De 5,7% a 6,4% de hemoglobina glicosilada em jejum (HbA1c), De 6,5% de hemoglobina glicosilada em jejum (HbA1c), Autoanticorpos). Adesão ao tratamento indicado para a Diabetes (Metformina ou outro sensibilizador, Antidiabético oral, Insulinoterapia, Dietética, Exercício), Que actividade tem durante o dia (trabalho doméstico, estudo presencial ou à distância, trabalho presencial ou teletrabalho), Dados antropométricos (peso, altura, índice de massa corporal).

DECLARAÇÃO DE PROBLEMA

Em relação à complexa regulação da glicemia pós-prandial é essencial compreender que a magnitude das variações da glicemia depende de múltiplos factores: composição das refeições, acção das hormonas gastrointestinais e das enzimas digestivas, secreção de insulina, aumento ou inibição da produção de glicose hepática e absorção periférica de glicose. Quando falamos de equilíbrio energético, ou seja, a relação entre o consumo de energia e o consumo de energia, referimo-nos ao desacoplamento entre o consumo calórico e o consumo calórico, tudo isto gera sinais provenientes do tecido adiposo que podem actuar ao nível do cérebro, diminuindo o apetite.No pâncreas, que é uma glândula de secreção mista que é constituída por 2 tipos de tecidos: (a) Exocrina que é mais abundante, com uma conduta que se esvazia no duodeno e produz um líquido âmbar contendo enzimas digestivas; e b) endócrino que está circunscrito às ilhotas de Langerhans, que representam apenas 2% do tecido pancreático, mas recebem 10 a 15% do fluxo sanguíneo pancreático, que é interiorizado por neurónios que modulam a secreção de insulina e glucagon, tanto do sistema simpático como parassimpático; estes sinais nervosos geram secreções endócrinas importantes na regulação da glicemia. O tecido endócrino produz hormonas tais como insulina, glucagon, somatostatina e uma variedade de outros peptídeos importantes de diferentes origens e funções; estas hormonas incluem:

- Ghrelin, produzida em mucosa gástrica e células nãoβ-pancreáticas, circula ligada ao HDL.
- Oxyntomodulina do processo pro-glucagon nas células L intestinais.
- Peptídeo YY de origem gastrointestinal.
- Cholecystokinin, produzido na parte superior do intestino delgado.
- Peptídeo semelhante ao glucagon.
- Polipéptido insulino-trófico dependente da glucose-dependente, produzido no intestino proximal.
- Amilina, produzida em células β, segregada juntamente com insulina em resposta à glucose.
- A leptina é produzida em tecido adiposo, hipotálamo, hipófise, hipófise, placenta, músculo esquelético, epitélio gástrico e peito; aumenta em relação ao tecido adiposo e produz saciedade.
- Adiponectina, produzida em tecido adiposo branco; sensibiliza a insulina.
- A resistência é o factor específico do tecido adiposo.

•O neuropeptídeo Y, produzido nos neurónios do chão do terceiro ventrículo, estimula o apetite.

•Melanocortinas, derivadas do processo hipotalâmico de POMC; regula o apetite. A morfofisiologia pancreática diz-nos que o sangue venoso drena directamente para o fígado através da veia portal; além disso, o pâncreas endócrino tem três tipos principais de células que sintetizam, armazenam e secretam: o α Glucagon, β Insulina e δ Somatostatina, também as células F produzem o polipeptídeo pancreático. As células α e δ estão localizadas na periferia, enquanto que as células β são centrais e representam mais ou menos 6% do total. Finalmente, tudo isto acontece nos grânulos secretos do citoplasma que são os componentes intracelulares habituais: retículo endoplasmático rugoso, complexo de Golgi e microtúbulos.

FORMULAÇÃO DO PROBLEMA

A diabetes melito (DM) é uma doença crónica ligada à dificuldade do organismo em utilizar a glucose pelas células; por outro lado, o pâncreas é uma glândula que produz substâncias que digerem os alimentos no intestino delgado, no duodeno; também produz hormonas como a insulina que permite a entrada da glucose nas células, também produz outra hormona chamada glucagon que provoca saciedade ou perda de apetite quando temos glucose suficiente nas células. As pessoas dizem que tenho açúcar alto que me engorda, outras dizem que tenho açúcar para engordar, por isso aqui aparece a primeira pergunta feita pela pessoa a quem é diagnosticada esta terrível doença: Que tipo de diabetes tenho? Quando queremos analisar o diagnóstico e a aderência ao tratamento da Diabetes Mellitus, ou seja, alcançar e manter o mais próximo possível da glicemia normal, isto evita o desenvolvimento e a progressão das complicações desta terrível doença. Além disso, devemos lembrar que a hiperglicemia pós-prandial está mais associada a eventos cardiovasculares fatais e não fatais do que a hiperglicemia em jejum.

De acordo com a OPAS, a diabetes está a afectar a população do Equador a taxas cada vez mais elevadas. De acordo com o inquérito ENSANUT, a prevalência da diabetes na população com idades compreendidas entre os 10 e 59 anos é de 1,7%. Esta proporção aumenta a partir dos 30 anos de idade, e aos 50, uma em cada dez pessoas da população sofre de diabetes. Os equatorianos já têm diabetes. Alimentação pouco saudável, inactividade física, abuso de álcool e tabagismo são os quatro factores de risco directamente relacionados com doenças não transmissíveis, incluindo a diabetes. O inquérito ENSANUT mostra que a prevalência da obesidade está a aumentar em todos os grupos etários. 3 em cada 10 crianças em idade escolar têm excesso de peso e são obesas. 1 em cada 4 crianças em idade pré-escolar é pequeno para a sua idade e a percentagem de excesso de peso duplicou nas últimas três décadas. 2 em cada 3 equatorianos entre os 19 e 59 anos de idade têm excesso de peso e são obesos, o que constitui um grave problema de saúde pública.

Hipótese

•Existe uma relação significativa entre os cuidados de saúde da população
pobre, o diagnóstico precoce do HT e a adesão ao tratamento.

Objectivos

Objectivo Geral

• Analisar o diagnóstico precoce e a aderência ao tratamento da Diabetes Mellitus.

Objectivos específicos

1. Estabelecer o diagnóstico precoce da Diabetes Mellitus.
2. Analisar a aderência ao tratamento da Diabetes Mellitus.

MATERIAIS E MÉTODOS

Estudo descritivo transversal, com análise de casos e controlos. Participarão indivíduos com perturbações do metabolismo dos carboidratos do ambiente relacionadas com estudantes de fisiopatologia da carreira médica da Faculdade de Ciências da Saúde da ULEAM. O formulário pré-definido será aplicado. Serão estudadas as seguintes variáveis independentes: grupos etários, sexo, residência habitual, doenças crónicas anteriores, complicações da diabetes, diagnóstico de Diabetes Mellitus e Síndrome Metabólico; e aderência ao tratamento destas patologias.

Operacionalização de variáveis

<table>
<tr><td colspan="4">Objectivo Geral:
Analisar o diagnóstico precoce e a aderência ao tratamento da Diabetes Mellitus.</td></tr>
<tr><td>Objectivos específicos</td><td>Variáveis</td><td>Dimensões</td><td>Indicadores</td></tr>
<tr><td>Estabelecer o diagnóstico precoce da Diabetes Mellitus.</td><td>Diabetes Mellitus: Diagnóstico precoce</td><td>Doença metabólica devida à Diabetes Mellitus</td><td>Doenças crónicas causadas por Diabetes Mellitus</td></tr>
<tr><td>Analisar a aderência ao tratamento da Diabetes Mellitus.</td><td>Diabetes Mellitus: Aderência ao tratamento</td><td>Nível de aderência ao tratamento</td><td>Controlo da glicémia e da hemoglobina glicosilada (HbA1c)</td></tr>
</table>

ÉTICA

Consentimento livre, prévio e informado: Neste estudo, este consentimento deve ser dado aos adultos idosos seleccionados (Anexo 1). O consentimento livre, prévio e informado é o documento através do qual indivíduos, famílias ou comunidades dão autorização para a intervenção que é objecto da investigação. Devemos compreender, tanto investigadores como sujeitos de investigação, que este consentimento se refere não só ao próprio indivíduo, mas também a bens e serviços que podem ser modificados pela intervenção, mesmo que esta modificação seja temporária; além disso, investigadores e sujeitos devem compreender que a autorização pode ser suspensa, terminada ou cancelada a qualquer momento (OMS).Retorno da informação: Uma vez terminado o processo de diagnóstico, comprometo-me a entregar à população estudada toda a informação obtida em cada paciente, com a orientação apropriada para que possa ser utilizada em benefício dos próprios pacientes e do seu ambiente familiar e social.Esta informação será entregue em relatórios escritos; contudo, através de autorizações expressas estes relatórios serão entregues aos profissionais de saúde da MSP para o seguimento correspondente, mantendo a possibilidade autorizada de realizar os seguimentos necessários, mas com o consentimento prévio e renovado dos pacientes na idade da maioridade, se necessário.Este retorno de informação serve não só para beneficiar o paciente, mas também para reforçar a ligação com os sujeitos do estudo, o que nos permitiria planear as intervenções necessárias numa data posterior. No que diz respeito aos Princípios Bioéticos, eles são arbitrários, uma vez que sendo básicos, universais e gerais, não discriminam em relação a culturas e idiossincrasias. No entanto, é o melhor que temos para viver em paz e respeito pelos outros. Há quatro princípios. O respeito pela autonomia refere-se a: "Uma pessoa autónoma é aquela que toma decisões relativas à sua própria vida, de acordo com a sua própria visão do mundo" (Vélez 2011, 166). Há duas realidades, as pessoas como agentes autónomos e as pessoas com autonomia diminuída. O princípio da não maleficência refere-se: à obrigação ética de não fazer mal. O princípio da não maleficência refere-se: à obrigação ética de não fazer mal. "Primun non nocere", ou seja, "First do no harm" (Vélez 2011, 167). O princípio da beneficência refere-se ao facto de que não depende apenas do respeito pelas suas decisões autónomas, mas também da garantia do seu bem-estar. O princípio da justiça refere-se a "O princípio da justiça afirma que todos os seres humanos têm direitos iguais para alcançar o necessário para o seu pleno desenvolvimento" (Vélez 2011, 167).

DIABETES MELLITUS

Morfofisiologia do pâncreas endócrino

(Extraído literalmente de: "Fisiologia fisiológica",4° Edição. Capítulo 77: Pâncreas Endócrino". 2010. Fernández-Tresguerres J. A., et al).

O pâncreas é um órgão no qual são desempenhadas tanto funções exócrinas como endócrinas. O pâncreas exócrino é22 esponsabilidade para sintetizar, armazenar e secretar várias enzimas digestivas. Em redor deste conjunto de condutas e acini, que constituem o pâncreas exócrino, estão pequenas associações de células endócrinas especializadas que estão organizadas em ilhotas pancreáticas ou ilhotas de Langerhans (Figura 77-1). Cada ilhota tem uma rede capilar fina e é encapsulada por colagénio. Um pâncreas adulto contém cerca de um milhão de ilhotas. Este número de ilhotas varia entre 250 000 e 1 750 000; o seu diâmetro é aproximadamente 150 μm, e são mais numerosas na direcção da cauda do pâncreas, embora estejam distribuídas por todo o órgão.

Figura 77-1

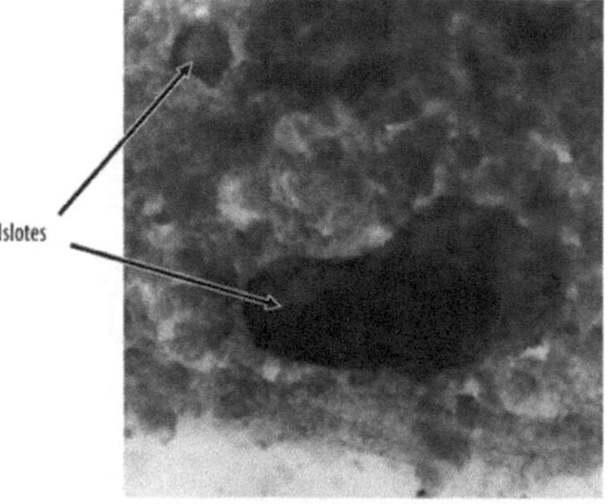

Fuente: Jesús A. Fernández-Tresguerres: *Fisiología humana*, 4e:
www.accessmedicina.com
Derechos © McGraw-Hill Education. Derechos Reservados.

As ilhotas de Langerhans do pâncreas consistem em grupos celulares localizados entre as massas glandulares exócrinas. Produzem quatro tipos de secreções endócrinas, pelo menos, e são estimuladas por fibras simpáticas e parassimpáticas que regulam esta secreção. Dependendo da espécie, as ilhotas constituem cerca de 5 a 20% da massa de células pancreáticas nos mamíferos adultos. O tamanho destas ilhotas varia muito de acordo com a região do pâncreas em que se encontram; variam entre 5.000 a 18.000 células endócrinas de diferentes tipos. Células Beta (β) (Células B). Produzem e libertam insulina, uma hormona que regula o nível de glicose no sangue (facilitando a utilização da glicose pelas células e removendo o excesso de glicose que é armazenada no fígado como glicogénio). Também produzem TRH e constituem cerca de 70% das células de ilhotas. Células Alfa (α) (Células A). Estas células sintetizam e libertam glucagon. O glucagon aumenta o nível de glicose no sangue ao estimular a formação deste carboidrato a partir do glicogénio armazenado em hepatócitos. Tem também um efeito no metabolismo das proteínas e das gorduras. A libertação de glucagon é inibida pela hiperglicemia. Representam entre 10 e 20% do volume da ilhota e são distribuídas de forma periférica. Células Delta (δ) (células D). Constituem cerca de 5% das células das ilhotas. Produzem somatostatina, uma hormona que se acredita regular a produção e libertação de insulina por β-células, bem como a produção e libertação de glucagon por α-células. As células PP produzem o polipéptido pancreático. Apenas são encontradas quantidades vestigiais nestas células.Epsilon (ε) células. Fazem com que o estômago produza e liberte a hormona ghrelin. Estas células endócrinas representam 60% das células das ilhotas. As hormonas produzidas por estas células são libertadas na corrente sanguínea e transportadas para o fígado e para o resto do corpo através da veia porta. As restantes são células nervosas endoteliais e células do tecido conjuntivo, incluindo fibroblastos e macrófagos. Além disso, as células das ilhotas contêm metaloproteinase, metalotionina, cinases dependentes de ciclinas, factores de crescimento semelhantes à insulina (IGF), e outros peptídeos e enzimas. Por conseguinte, a função da ilhota não é apenas secretar insulina e outras hormonas pancreáticas, mas pode ser considerada como um órgão complexo cuja principal missão é manter a homeostase da glicose. A organização destas células varia de uma espécie para outra, no entanto, em geral pode dizer-se que as células A e D se encontram na superfície que envolve as células B localizadas no centro da ilhota. Nos humanos, os grandes vasos dividem a ilhota em unidades, cada uma das quais consiste numa unidade central rodeada por células A e D (Figura 77-2).

Figura 77-2

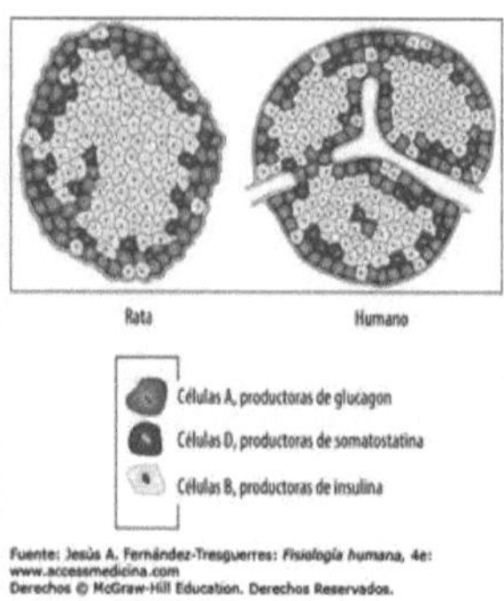

No homem e noutras espécies foi estabelecido que a composição celular
endócrina, bem como a sua distribuição nas ilhotas, é diferente entre as
diferentes regiões do pâncreas de acordo com a sua também diferente
embriologia, vasculatura, tipo de células exócrinas e conteúdo de hidrolase. A
proporção de células B é menor nas ilhotas da zona ventral (17%) em
comparação com as ilhotas da zona dorsal (74%). A região periférica de ambos
os tipos de ilhotas contém células produtoras de polipéptidos pancreáticos,
glucagon e somatostatina. Nas ilhotas da área ventral as células produtoras de
polipeptídeos pancreáticos representam uma percentagem muito mais elevada do
número total de células endócrinas em comparação com as células A produtoras
de glucagon. No caso dos ilhéus da zona dorsal, ocorre o contrário. O número de
células D produtoras de somatostatina é da mesma ordem de grandeza para
ambos os tipos de ilhotas. Esta distribuição de células endócrinas de ilhotas não
é aleatória e sugere uma possível interrelação funcional entre os diferentes tipos
de células. Postula-se que a actividade das células B nas ilhotas ventral e dorsal
poderia ser influenciada pelas diferenças nas concentrações locais de hormonas
segregadas pelas outras células endócrinas ou por comunicações directas entre
as células endócrinas vizinhas. Estas diferentes proporções entre células
endócrinas poderiam ser alteradas em alguns casos, tais como pancreatite
crónica. Foram também encontradas diferenças na secreção de insulina e
biossíntese entre as ilhotas da região ventral e dorsal sob concentrações
estimulantes de glucose (não em condições basais), bem como um aumento de
ambos os parâmetros nas ilhotas da região dorsal, rica em glucagon, em relação
às da região ventral, rica em polipéptido pancreático. As hormonas pancreáticas

desempenham um papel fundamental na regulação do metabolismo dos nutrientes no organismo; o seu papel mais conhecido é a manutenção da homeostase da glicose. O corpo necessita que os níveis de glucose no sangue variem o menos possível e as hormonas responsáveis pela manutenção dos níveis de glucose no plasma são a insulina e o glucagon. Estas duas hormonas são consideradas as principais hormonas reguladoras da homeostase metabólica porque flutuam continuamente em resposta ao padrão de alimentação diária (Figura 77-3).

Figura 77-3

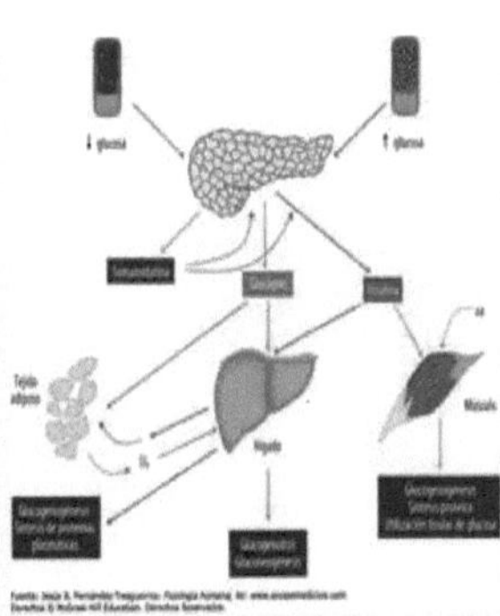

A insulina é a principal hormona anabólica que promove o armazenamento de nutrientes: armazenamento de glicose sob a forma de glicogénio no fígado e músculo, conversão da glicose em triglicéridos no fígado e seu armazenamento no tecido adiposo, bem como a absorção de aminoácidos e a síntese de proteínas no músculo esquelético. Também aumenta a síntese hepática de albumina e outras proteínas do sangue. Além disso, a insulina promove a utilização da glicose pelos tecidos.Glucagon actua para manter a disponibilidade de combustível na ausência de glicose exógena. Estimula a libertação de glicose do glicogénio hepático (glicogenólise) e estimula a sua formação (gluconeogénese) a partir de lácticos e aminoácidos e, juntamente com a redução da insulina induz a mobilização de ácidos gordos dos triglicéridos do tecido adiposo para fornecer uma fonte alternativa de combustível.A insulina foi a primeira hormona polipéptida cuja estrutura e sequência de aminoácidos se tornou conhecida em meados dos anos 50-1959, e foi inicialmente identificada como um factor

25

pancreático que aliviava a hiperglicemia tanto em cães diabéticos como em humanos.Do ponto de vista estrutural, é uma pequena proteína globular de 5 734 kDa, composta por duas cadeias de peptídeos, cadeia A (21 aminoácidos) e cadeia B (30 aminoácidos) unidas por duas pontes de dissulfureto ligando A7-B7 e A20-B19. Uma terceira ponte de dissulfureto liga os resíduos 6 e 11 da cadeia A (Figura 77-4). A hormona contém uma elevada proporção de resíduos hidrofóbicos e associa-se facilmente para formar dímeros através da formação de pontes de hidrogénio entre as extremidades terminais C da cadeia B. Na presença de Zn estes dímeros podem associar-se para formar hexameres. Estas interacções podem ter algum significado clínico uma vez que os monómeros e os dímeros se difundem facilmente no sangue, enquanto que os hexamares se difundem mais lentamente. Isto tem sido importante na concepção de análogos sintéticos da hormona, uma vez que pequenas alterações na sequência de aminoácidos podem alterar esta propriedade de associação em polímeros.

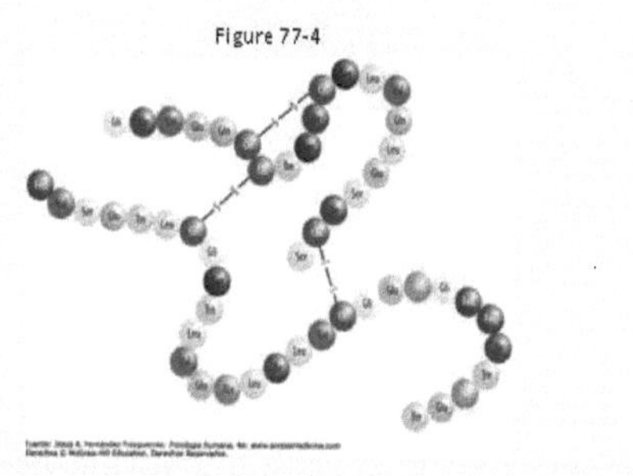

Figure 77-4

Embora a sequência de aminoácidos varie em diferentes espécies, algumas regiões da proteína apresentam um elevado grau de conservação entre diferentes espécies de mamíferos, pelo que se propõe que estas regiões estejam altamente correlacionadas com a actividade biológica, incluindo: as posições das três pontes de dissulfureto (Cis 7A-Cis 7B, Cis 20A-Cis 19B, Cis 6A-Cis 11), os resíduos hidrofóbicos da extremidade terminal C da cadeia B e as regiões terminais N e C da cadeia A. Esta semelhança nas sequências de aminoácidos das diferentes insulinas faz com que a conformação tridimensional seja muito semelhante em diferentes espécies e a insulina de uma espécie animal é activa em outros animais. De facto, a insulina de porco tem sido utilizada muito frequentemente no tratamento de pacientes humanos.A molécula de insulina tem

26

três segmentos com uma estrutura secundária α-helix: dois segmentos na cadeia A entre os resíduos Gli9-Ile10, Ser12-Glu17 e um segmento na cadeia B entre os resíduos Ser 9-Gli20. A estabilidade desta conformação é conferida pela formação de pontes de hidrogénio entre os átomos da ligação do peptídeo. De acordo com as propriedades químicas das cadeias laterais, os resíduos da α-helices têm uma orientação particular: os resíduos hidrofóbicos são orientados para o interior, enquanto os resíduos hidrofílicos são localizados para o exterior da proteína, onde interagem com moléculas de água e com o receptor hormonal.A insulina é sintetizada como um grande pré-proormona que tem uma sequência líder ou peptídeo de sinal que parece ser responsável pelo transporte para as membranas do retículo endoplasmático onde este peptídeo de sinal é hidrolisado por uma peptidase e a proinsulina é formada. Trata-se de uma cadeia de polipéptidos de 81 aminoácidos com três pontes de dissulfureto e com dois sítios específicos de hidrólise constituídos por um duplo aminoácido básico Lis-Arg e Arg-Arg. A hidrólise de proinsulina a estes níveis leva à formação das duas cadeias de insulina (Figura 77-5). Além disso, formam-se quantidades equimolares de peptídeo C. As pontes de dissulfureto não são afectadas pelo processamento.

Figura 77-5

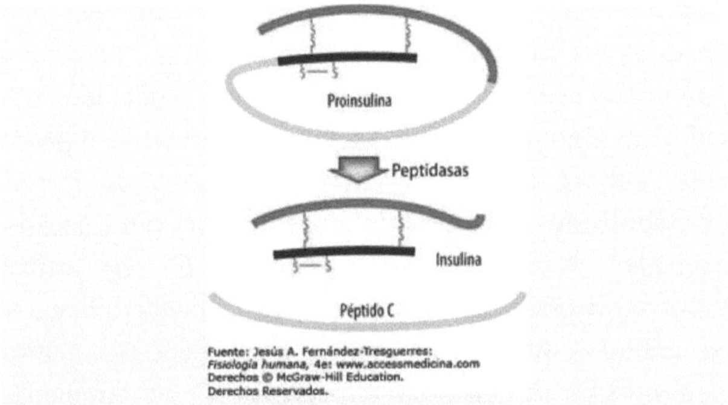

A conversão da proinsulina em insulina e peptídeo C pode ter lugar em várias etapas e envolve a acção das proconvertas PC 1/3 e PC2 e carboxipeptidase H (CPH) seguindo uma das duas vias seguintes:

$$\text{Proinsulina} \xrightarrow[\text{PC1 (Arg/Arg)}]{\text{32-33}} \text{split proinsulina} \rightarrow \underset{\text{CPH}}{\text{des-31,32 proinsulina}} \xrightarrow[\text{PC2 (Lis/Arg)+CPH}]{} \text{Insulina + Pept C}$$

PC1 fende proinsulina aos aminoácidos Arg/Arg, depois o CPH liberta ambos os aminoácidos deixando a proinsulina des-31,32. Isto é simultaneamente actuado pelo PC2 (clivagem em aa Lis/Arg) e CPH que liberta Lis/Arg. O resultado é insulina + peptídeo C.

$$\text{Proinsulina} \xrightarrow[\text{PC2 (Lis/Arg)}]{\text{65-66}} \text{split proinsulina} \rightarrow \underset{\text{CPH}}{\text{des-64,65 proinsulina}} \xrightarrow[\text{PC1 (Arg/Arg)+CPH}]{} \text{Insulina + Pept C}$$

Neste caso, o CP2 actua primeiro e a ordem de libertação de aminoácidos é invertida. PC1/3 actua preferencialmente sobre a extremidade terminal C da cadeia B quebrando a sua ligação com o peptídeo C, enquanto PC2 actua quebrando a ligação entre a extremidade terminal C do peptídeo C e a cadeia A. No processamento é possível ter os seguintes defeitos:

- Mutação dos genes que codificam as enzimas PC1 ou PC2.

- Defeito de coordenação da expressão PC1.

- Defeito pós-tradicional (targeting).

- Aumento das exigências secretas: a rápida exocitose de insulina não dá tempo para o processamento.

Foram detectadas anomalias genéticas que se caracterizam pela incapacidade de converter proinsulina em insulina, anomalias que têm um carácter autossómico dominante. A intolerância à glicose destes pacientes é moderada.

Do mesmo modo, em algumas famílias isoladas observou-se a produção de uma insulina mutante, que se liga ao receptor de insulina de forma defeituosa, causando um metabolismo anormal da glicose, embora por vezes isto possa ser praticamente normal. A insulina e o peptídeo C são armazenados em quantidades equimolares nos grânulos secretos. Quando chega um estímulo apropriado, os grânulos fundem-se com a membrana plasmática libertando quantidades equimolares de insulina e peptídeo C na circulação. Pequenas quantidades de proinsulina também podem ser libertadas, em condições normais não mais do que 5%, mas em certas situações, por exemplo tumores de células de ilhotas, são libertadas em quantidades maiores do que o habitual.Embora a secreção de insulina seja controlada por uma série complexa de sinais nervosos (neurotransmissor), hormonais (hormonas gastrointestinais), e nutricionais (Figura 77-6), a glicose é considerada o principal sinal regulador da secreção de insulina.A secreção de insulina estimulada pela glicose requer que o açúcar seja metabolizado gerando uma série de sinais metabólicos na célula B. A concentração limite de glucose para a secreção de insulina é de 80 a 100 mg%, o que corresponde aos níveis de glucose plasmática em jejum; a resposta máxima é obtida a concentrações de glucose de 300 a 500 mg%.

Figura 77-6

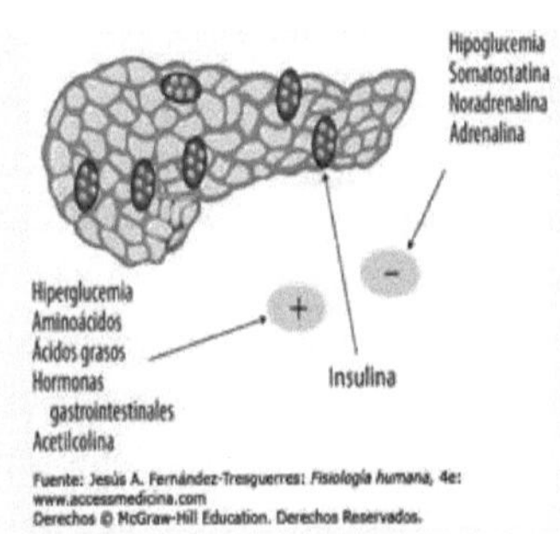

A sequência exacta dos eventos envolvidos na estimulação da secreção de insulina não foi totalmente identificada, mas um certo número de premissas são geralmente aceites: transporte da glucose para a célula B e, uma vez dentro da célula, a sua fosforilação para a glicose 6-fosfato (G6P). O transporte da glicose para a célula depende da presença de moléculas de transporte da glicose na membrana celular. Até à data, foram descritos dois tipos principais de transportadores: dependentes do sódio: estes estão presentes principalmente nas células do intestino e do rim; a sua principal característica é transportar glicose contra um gradiente de concentração, em virtude de um mecanismo de transporte activo.Transportadores GLUT: é uma grande família de transportadores que compreende pelo menos cinco tipos diferentes de proteínas (GLUT 1 a GLUT 6), que mobilizam a glicose por processos de difusão facilitados e são amplamente distribuídos nos tecidos. Uma característica estrutural comum de todos os transportadores GLUT é que todos eles contêm 12 domínios hidrofóbicos transmembrana. Destas moléculas, a mais importante na homeostase da glucose é a proteína GLUT-4, uma vez que não é apenas a principal molécula insulino-responsiva, mas, ao contrário dos outros transportadores de glucose que se encontram sempre na superfície das células, o

GLUT-4 é armazenado dentro das células e na presença de insulina aumenta a sua translocação para a membrana celular. Diferentes transportadores de glicose são distribuídos de forma diferente em diferentes tecidos. Além disso, diferentes tecidos têm diferentes combinações de transportadores, resultando em diferentes características de transporte da glicose nos tecidos. Muitas células têm transportadores com Km baixos que equilibram rapidamente a glicose através da membrana plasmática. Estes transportadores estão funcionalmente acoplados a uma hexoquinase (HK), também com Km baixos, que rapidamente fosforilatos glucose a 6-fosfato de glucose (G6P). Noutros casos, especialmente em certas condições metabólicas como o jejum, transportadores de Km altos, acoplados a um Km alto regulável de HK, ou à glucocinase (GK) no fígado e ilhotas de Langerhans, podem funcionar.Dos seis transportadores GLUT 1 e GLUT 3 encontram-se sempre na superfície das células; o GLUT 4 é armazenado em citoplasma na ausência de insulina e responde à insulina movendo-se para a membrana celular (os eritrócitos não respondem à insulina porque têm apenas GLUT 1). Além disso, muitas células podem mudar a expressão do transportador de acordo com as circunstâncias; por exemplo, em situações de jejum, o fígado aumenta a expressão do GLUT 1 e GLUT 3. Em alguns modelos de diabetes o número de transportadores pode ser reduzido, enquanto que nos insulinomas foi descrito um aumento do GLUT 1 e GLUT 3. Na maioria das células, a taxa de transporte de glucose através da membrana celular não é uma etapa limitadora da taxa no metabolismo da glucose; contudo, em vários tecidos, a taxa de transporte pode ser limitadora quando a concentração sérica de glucose é baixa ou quando a concentração é baixa de insulina indica a ausência de glucose na dieta. Nestas condições, o sistema nervoso central torna-se o mais importante consumidor de glucose no sangue, enquanto os outros tecidos utilizam preferencialmente ácidos gordos como fonte de energia. Em β-células o transportador mais importante parece ser o GLUT 2, que está localizado preferencialmente em áreas de membrana próximas de células endócrinas. Como já indicado, o GLUT2 está associado a um GK que faz parte do que se poderia chamar um sistema de detecção de glicose. Este sistema GLUT2/GK poderia ser regulado independentemente pela glicose e insulina, provavelmente regulando a associação de GK com grânulos secretos e actividade enzimática dentro da célula β. A entrada da glicose na célula B provoca a despolarização da membrana celular, o que desencadeia uma série de eventos que terminam com a exocitose dos grânulos de insulina. O aumento da concentração de glicose dentro da célula B leva à despolarização da membrana e ao influxo de cálcio a partir do espaço extracelular. Na ausência de um estímulo metabólico, as células B permanecem electricamente silenciosas, com um potencial de repouso de -70 mV, porque, em repouso, a condutância do íon potássio é bastante elevada. Quando a glicose estimula a célula B, a condutância do potássio é reduzida, o que é regulado pelos canais de potássio dependentes de ATP. A membrana é despolarizada, o que desencadeia a abertura dos canais de cálcio dependentes de tensão (VDCCs), favorecendo um influxo maciço de cálcio, o que desencadeará a exocitose da insulina (Figura 77-7). Finalmente, os canais de potássio dependentes de tensão abrem-se, restaurando assim o potencial da membrana ao seu estado basal e fechando os canais de cálcio, com a consequente cessação da libertação de insulina. O mecanismo pelo qual a glucose induz esta despolarização não é claro mas pode ser o resultado do metabolismo da glucose, da modificação da razão ATP/ADP, etc. Além disso, o aumento dos níveis de glucose na célula B pode também activar mecanismos independentes do cálcio envolvidos na secreção de insulina. Além disso, foi identificada a presença de uma proteína quinase dependente de AMP em β-células.

Figura 77-7

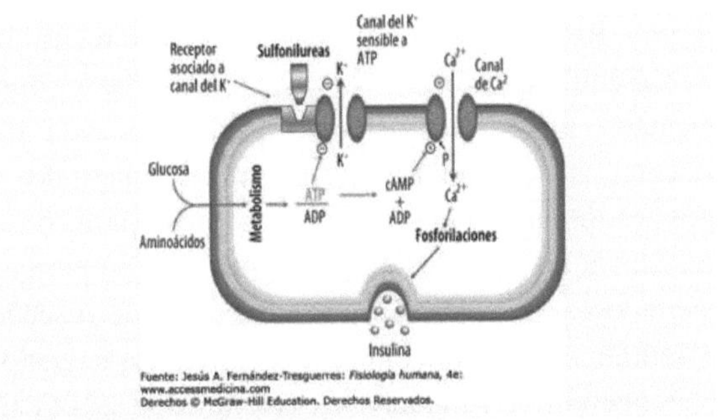

As alterações na actividade desta cinase são importantes para a regulação do gene da cinase pirúvica e podem participar na regulação do promotor da pré-proinsulina. A insulina é contida em grânulos secretos e é libertada após a fusão da sua membrana com a membrana plasmática. Os grânulos de insulina são semelhantes a vesículas secretas de outros tipos de células, e existem dentro de células em diferentes grupos que poderíamos classificar:

• Reserva intracelular: 90% dos grânulos.

• Grupo membrane-anchored (ancorado): quase 10%.

• Piscina prontamente liberável (RRP): está quimicamente preparada para a membrana (primed). Esta reserva varia entre 0,3 e 2,2%. De facto, é a dimensão desta piscina que determina a magnitude da resposta secreta inicial.

A primeira fase da exocitose pode ser desencadeada por qualquer estímulo que gere um aumento do cálcio intracelular, o que provocaria a libertação dos grânulos primários e ancorados em membrana (que são os que reabastecem o grupo RRP). Contudo, a segunda fase de libertação, a fase sustentada, que depende da mobilização das vesículas do interior da célula e da sua ancoragem à membrana, só pode ser desencadeada por secretagogues metabolizáveis. Isto significa que os sinais derivados de glucos são necessários para amplificar e manter a secreção de insulina, uma vez que promovem a mobilização e o priming dos grânulos da piscina.Após a sua síntese no retículo endoplasmático, a insulina é processada à sua forma biologicamente activa e armazenada nos grânulos secretos até ser libertada. Uma célula B contém cerca de 10.000 grânulos secretos, que são libertados para o exterior da célula de uma forma dependente dos níveis intracelulares de cálcio e com uma taxa de libertação que varia de acordo com a fase de secreção em que a célula B é encontrada. Durante a primeira fase de secreção são exocitosos cerca de 40 a 100 grânulos dos que se encontram no grupo RRP. No pico máximo desta primeira fase, a taxa de libertação é de um grânulo a cada três segundos. No entanto, durante a segunda fase, a fase sustentada, a taxa de libertação é de um a cada 10 segundos. Os grânulos pertencentes ao grupo RRP podem ser libertados sem qualquer modificação após estimulação e são os que formariam o componente de libertação rápida. Mas a maioria dos grânulos (95 a 99%) pertence ao grupo de grânulos não libertados, que necessitam de uma série de reacções ATP, Ca2+, dependentes do tempo e da temperatura para serem adequados à libertação. Estes processos requerem a formação de complexos SNARE. O grupo de moléculas pertencentes às proteínas SNARE são importantes na fusão de membranas. Estas proteínas associam-se para formar complexos que ligam as vesículas secretas à membrana plasmática, de modo a que possam eventualmente fundir-se e ser incluídas na própria membrana. Existem proteínas SNARE tanto nas vesículas (v-SNARE) como na membrana plasmática (t-SNARE; alvo). O complexo é formado por sintaxina e SNAP-25 (proteína sinaptosomal-associada-25) da membrana plasmática (proteínas t-SNARE) e VAMP-2 (proteína-2 da membrana associada à vesícula) (também conhecida como sinaptobrevin) das vesículas secretoras (proteína v-SNARE) (Figura 77-

10). As proteínas SNARE facilitam a exocitose, puxando a membrana vesicular em direcção à membrana plasmática de forma semelhante a um fecho de correr. As três proteínas associam-se através de interacções de bobinas, formando um complexo extraordinariamente estável. As proteínas SNARE asseguram também que a entrada de cálcio é restrita às áreas da membrana plasmática que estão em contacto com os grânulos secretos. O laço entre os fragmentos II e III dos canais de cálcio tipo L liga-se à sintaxina, SNAP-25 e sinaptotagmina, ancorando assim o canal de cálcio ao grânulo secreto (Figura 77-8). Devido a esta ligação, o grupo RRP fica exposto aos altos níveis de cálcio que existem logo à entrada do canal de cálcio, de modo que a exocitose de insulina se torna uma situação de "tudo ou nada", dependendo se os canais estão ou não abertos.

Figura 77-10

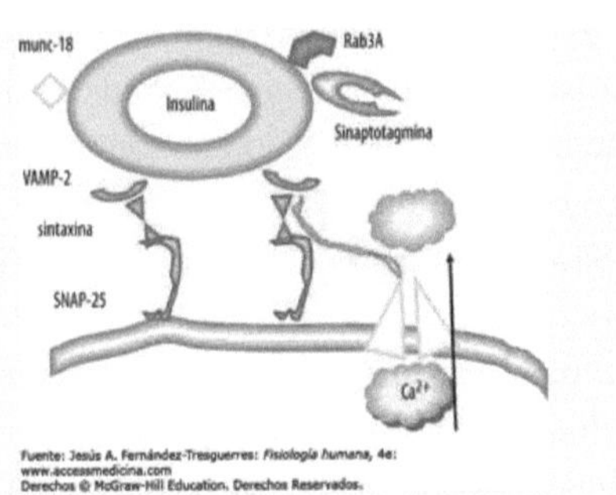

Mesmo assim, as proteínas SNARE não são suficientes para explicar a rápida exocitose intracelular dependente da concentração de cálcio. A sinaptotagmina foi proposta como o sensor de cálcio na fusão vesicular. Todos os 13 membros da família das sinaptotagminas possuem dois locais de ligação ao cálcio: C2A e C2B. Na célula B, foi proposto que as sinaptotagminas V e VII estivessem envolvidas na exocitose dos grânulos secretos, que têm uma grande afinidade pelo cálcio, de modo que pequenos aumentos na concentração deste ião são capazes de desencadear a exocitose. Existem também outras moléculas como o Rab3A (proteínas de ligação GTP), que exercem uma acção negativa sobre a exocitose vesicular em resposta a um aumento da concentração de cálcio, ou seja, limitam a libertação de insulina. Do mesmo modo, proteínas como o munc-18 também intervêm no processo exocitótico, impedindo a ligação entre a sintaxe e o SNAP-25, contribuindo assim para o controlo da libertação de insulina. A maioria dos grânulos que se encontram na membrana plasmática não estão imediatamente disponíveis para libertação, mas podem ser libertados num curto espaço de tempo sem sofrerem grandes deslocamentos. Em cerca de 1,5 min, o grupo RRP pode ser completamente renovado, para o que é necessário um certo dispêndio de energia. Assim, o grupo RRP é na realidade um subgrupo dos grânulos de membranas (ancorados), que tem a característica distintiva de ser composto por grânulos já preparados (primed). Os restantes grânulos ancorados em membrana constituem um grupo de reserva que deve ser "activado" antes de poderem ser libertados. Assim, poder-se-ia falar da libertação rápida de grânulos (que poderiam estar associados à primeira fase da secreção) devido à exocitose dos grânulos escorvados e ancorados, e a libertação lenta (que estaria associada à segunda fase da secreção de insulina) devido à libertação de grânulos que estão próximos da membrana, mas que devem ser escorvados antes da exocitose. A libertação sustentada ao longo do tempo requer, em última análise, a translocação física dos grânulos para os locais de libertação. Os movimentos de grânulos encontrados dentro do interior celular podem ser classificados em duas classes:

•Movimentos lentos. São movimentos de difusão, aparentemente sem direcção estabelecida.

•Saltos rápidos e directos. Ocorrem com mais frequência durante a estimulação da glicose. São mediados por kinesina, um tipo de proteína motora que utiliza a hidrólise de ATP, sintetizada a partir da glucose, para mover os grânulos secretos ao longo dos microtubos que formam o citoesqueleto. Desta forma, o grupo RRP seria reabastecido para manter a secreção de insulina ao longo do tempo.

Assim, o grupo RRP seria responsável pela primeira fase da secreção de insulina estimulada pelo glucose-stimulado. Mas após a descarga dos grânulos, é necessária uma translocação do grupo de reserva. Isto ocorre a uma taxa mais rápida do que a taxa de exocitose na segunda fase de secreção, pelo que se pode afirmar que a taxa de libertação de insulina durante a segunda fase é determinada pela taxa de priming dos grânulos, que é o que realmente limita a exocitose. A insulina é uma hormona peptídeo, e como todas as hormonas peptídeo para exercer as suas acções, deve ligar-se a um receptor de membrana nas células alvo, levando à geração de segundos mensageiros. Como muitos outros receptores, o receptor de insulina está localizado na membrana plasmática e é composto por duas subunidades α e duas subunidades β ligadas por pontes de dissulfureto. As subunidades α são completamente extracelulares e nelas reside o site de ligação à insulina, enquanto que as subunidades β atravessam a membrana plasmática, com a sua extremidade C-terminal dentro da célula. Nesta região terminal C existe actividade cinase que é estimulada pela ligação da insulina ao sítio extracelular do receptor. A ligação da insulina ao receptor induz alterações conformacionais e auto-fosforilações dos resíduos de tirosina (Tir) localizados na região citoplasmática do receptor; isto resulta na activação de uma actividade Tir-kinase que pode fosforilatar os resíduos de Tir no citoplasma das células alvo, transmitindo assim o sinal para o interior da célula. O resultado líquido destas fosforilações inclui uma série de efeitos metabólicos de curto prazo. No metabolismo dos carboidratos estimula a absorção e utilização intracelular da glicose. Na glicólise induz um aumento das enzimas chave do percurso: glucokinase (GK), fosfofructoquinase (PFK) e piruvate kinase (PK) (Figura 77-9). Na glucokinase, estimula a sua indução a nível genético; na fosfofructoquinase, a insulina através da activação de uma fosfatase específica favorece o aumento dos níveis do efeito positivo ou fructose 2,6-bisfosfato. A pirofitoquinase é fortemente activada pela frutose 1,6-bisfosfato, pelo que a sua regulação está ligada à da fosfofructoquinase e, portanto, as condições que favorecem o aumento do fluxo através da fosfofructoquinase activam a piruvate kinase. Além disso, no fígado, a enzima hepática está sujeita a modulação covalente, sendo a forma activa a desfosforizada, favorecida pela fosfatase específica correspondente que é activada pela insulina.

Figura 77-9

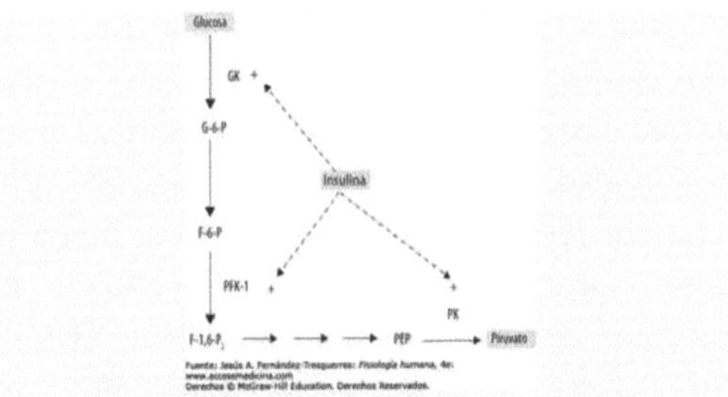

No fígado e nos músculos o glucose-6-P pode isomerizar a glucose-1-P e ser incorporado no glicogénio pela acção da glicogénese sintase que é também activada pela insulina que favorece a forma desfosfórica da enzima. A acção líquida da insulina é a de baixar os níveis de glucose no sangue. Tem um efeito lipogénico no metabolismo lipídico ao promover a síntese lipídica (Figura 77-10). Activa a desidrogenase pirúvel e a acetil CoA carboxilase. A insulina é também um potente inibidor da lipólise, exercendo assim um efeito anabolizante indirecto.

Figura 77-10

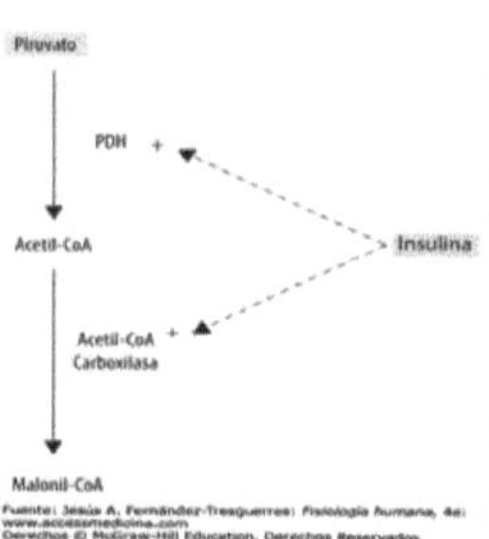

Tem também um efeito anabólico sobre as proteínas, estimulando a sua síntese e retardando a sua degradação. Talvez estes efeitos sejam exercidos através da regulamentação da transcrição de RNAs de mensageiros específicos. A insulina também exerce efeitos a longo prazo, também mediada pela activação de uma tirosina quinase. Embora inicialmente se pensasse que os efeitos da insulina não eram mediados por mensageiros, agora pensa-se que é possível. O receptor acopla-se provavelmente a uma fosfolipase C específica que catalisa a hidrólise do inositol glicosil fosfatidil (GPI) na membrana plasmática que liberta inositol fosfoglucano (IPG) que pode actuar como segundo mensageiro activando fosfatases proteicas que desfosforizam enzimas específicas das vias metabólicas. Por outro lado, a actividade da tirosina cinase pode fosforilato de proteínas intracelulares que seriam responsáveis pelos efeitos a longo prazo. O receptor fosforilatos diferentes substratos intracelulares, incluindo a proteína IRS-1 (substrato 1 do receptor de insulina) e as proteínas SHC, que após serem fosforiladas podem associar-se a outras proteínas, p85, syp, ou Grb2. A formação do complexo IRS-1-p85 activa a quinase PI3 que pode induzir a mitogénese ou movimento do transportador de glucose (GLUT 4) para a superfície celular, aumentando a utilização da glucose (Figura 77-11).

36

Figura 77-11

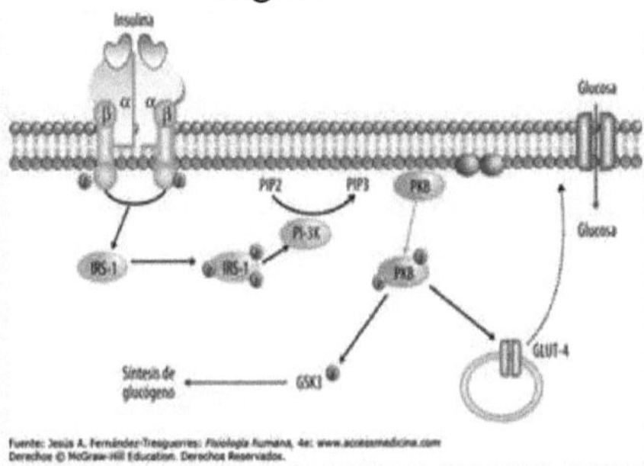

O complexo SHC-Grb2 estimula a ligação do GTP ao ras, induzindo uma cascata de fosforilações e desfosforilações envolvendo o proto-oncogene raf, MEK, MAPK que pode traduzir-se em efeitos a longo prazo (Figura 77-12).

Figura 77-12

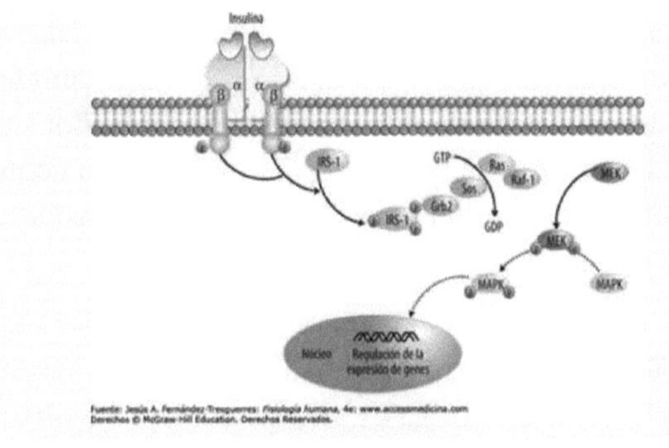

A insulina desempenha um papel central no controlo do metabolismo intermediário. A insulina controla o consumo e a mobilização de compostos energéticos no estado pós-prandial através dos seus vários efeitos sobre as células sensíveis às hormonas. O seu efeito central é permitir que a glucose entre nas células, particularmente no fígado, tecido adiposo e muscular, para utilização, seja na via oxidativa, na qual dá origem a energia, água e dióxido de carbono, ou não oxidativa, na qual a glucose é armazenada como glicogénio hepático ou muscular.Durante períodos de jejum o fígado liberta grandes quantidades de glucose, independentemente da presença de insulina, mas após uma refeição, a absorção intestinal de hidratos de carbono faz com que as concentrações de glucose no sangue aumentem rapidamente e isto estimula a secreção de insulina pancreática. Graças à actividade hormonal, a glicose é absorvida por adipócitos, células musculares e hepatócitos. A secreção do glucagon é inibida, diminuindo assim a libertação hepática de glicose.

A insulina exerce um papel anabolizante ou poupador. Aumenta a absorção de substratos de combustível pelas células, o armazenamento de moléculas de armazenamento de energia (TG e glicogénio) e a biossíntese de macromoléculas (ácidos nucleicos e proteínas). Os efeitos específicos consistem no aumento da absorção de glicose, activação da glicólise e diminuição da gluconeogénese, aumento da síntese de ácidos gordos e triacilglicéridos (TG), aumento da síntese de glicogénio e diminuição da degradação do glicogénio, e aumento da absorção de aminoácidos com subsequente activação da síntese de proteínas.

Na presença de insulina, pelo menos quatro sistemas diferentes de transporte de aminoácidos são activados, favorecendo assim o transporte de aminoácidos para o interior das células (hepatócitos, células musculares esqueléticas e fibroblastos), estimulando indirectamente a síntese proteica. Diminui a actividade lisossomal, reduzindo o catabolismo intracelular das proteínas nas células musculares e hepáticas. Em resumo, a insulina tem um efeito não só no metabolismo dos hidratos de carbono, mas também no metabolismo dos lípidos e das proteínas. Consequentemente, as alterações na produção de insulina podem ter efeitos devastadores na maioria dos órgãos e tecidos; considere alguns deles abaixo.

1) No fígado.

Um dos principais efeitos hepáticos da insulina é promover a absorção e armazenamento da glicose sob a forma de glicogénio. Isto envolve várias etapas simultâneas:

• A insulina inactiva a fosforilase hepática, a principal enzima que degrada o glicogénio à glicose.

• Facilita a entrada da glicose nos hepatócitos aumentando a actividade da glucocinase.

• Promove a síntese do glicogénio por indução da glicogénio sintetase.

• Inibição da glucose-6-fosfátase.

Também aumenta a síntese de ácidos gordos e triacilgliceróis e inibe a gluconeogénese.

2) Em músculo.

O músculo em repouso não depende da glicose para a energia, mas sim dos ácidos gordos. Contudo, há duas situações em que o músculo utiliza grandes quantidades de glicose. Um é o exercício moderado ou intenso, onde as fibras musculares se tornam naturalmente permeáveis à glicose mesmo na ausência de insulina; o segundo é dentro de horas após uma grande ingestão de hidratos de carbono, onde a concentração de insulina é suficientemente elevada para produzir um influxo rápido de glucose para o miócito. Se o músculo não faz exercício e está sob a acção da insulina, isto produz o armazenamento de glicose como glicogénio, que é especialmente útil para períodos curtos de elevado consumo de energia. Em resumo, os efeitos da insulina no metabolismo dos hidratos de carbono no músculo são a absorção de glicose em concentrações elevadas e o seu armazenamento como glicogénio.

No músculo, a insulina também aumenta a absorção de aminoácidos com a consequente activação da síntese proteica muscular e inibição da degradação proteica. Para este fim, activa a absorção intestinal de aminoácidos, aumenta todos os mecanismos que estimulam a incorporação de aminoácidos na célula e estimula todos os factores envolvidos na síntese proteica; também estimula a fosforilação da proteína L6 ribossómica e estimula a síntese dos ribossomas, ao mesmo tempo que inibe a actividade dos lisossomas que produzem a degradação proteica.

3) Em tecido adiposo.

O tecido adiposo é constituído por células (adipócitos) especializadas na reesterificação de ácidos gordos (que armazenam como triacilgliceróis no citosol) e na mobilização destes lípidos para satisfazer as necessidades energéticas das células de outros órgãos e tecidos. A insulina promove o armazenamento de gordura activando todas as etapas envolvidas na lipogénese, ou seja, aumento da síntese de ácidos gordos e triacilgliceróis, bem como aumento da absorção de glucose (promove a expressão do GLUT 4). Para este fim, aumenta a actividade lipoproteica, que estimula a absorção intestinal de ácidos gordos, e de ácido gordo sintase. Também inibe a actividade da lipase que hidrolisa as gorduras no tecido adiposo e que é aumentada pelo glucagon, corticóides e adrenalina.

4) No metabolismo iónico.

A insulina aumenta a permeabilidade de muitas células ao potássio, magnésio e iões de fósforo. O efeito sobre o potássio é clinicamente importante. Activa a Na-K+ ATPase em muitas células aumentando a absorção de potássio pela célula, o que pode levar a hipocalemia associada ao aumento da K+ intracelular, que pode ser fatal, levando mesmo a uma paragem cardíaca em sístole.

Sob certas condições, a injecção de insulina pode matar os pacientes devido à sua capacidade de suprimir as concentrações de plasma de potássio.

Na secreção de insulina é possível observar defeitos em 1) ausência de secreção (diabetes tipo 1) ou 2) falha de secreção + resistência periférica (diabetes tipo 2). As falhas na secreção ocorrem a qualquer um dos níveis já explicados.

• Mutação no receptor GLUT-2.

• Mutações no ADN mitocondrial que geram falhas nas seguintes enzimas: Glucokinase (17 mutações) → responsável por 5 a 6% da diabetes MODY. glucose-6-fosfátase

FAD- glucose-6-fosfato desidrogenase

• A mutação no RNAt mitocondrial codificado para leucina, causa problemas na geração ATP e está relacionada com MELAS: síndrome caracterizada pela mutação do RNA mitocondrial, encefalopatia, acidose láctica e surdez.

• Mutação em canais K+ dependentes de ATP.

• Falhas na modulação de Ca2+ intracelular e proteínas contráteis.

A diabetes mellitus é uma doença metabólica crónica caracterizada por níveis persistentemente elevados de glucose no sangue como consequência de uma alteração na secreção e/ou acção da insulina que também afecta o metabolismo de outros hidratos de carbono, lípidos e proteínas. Pode ser definido como um complexo de perturbações metabólicas resultantes de alterações na secreção pancreática de insulina, na resposta periférica à insulina, ou em ambos, levando a uma síndrome caracterizada por hiperglicemia crónica. O desenvolvimento de alterações no metabolismo da glucose está relacionado quer com uma deficiência da acção da insulina, da secreção de insulina ou com o efeito de uma combinação das duas. A diminuição da secreção de insulina deve-se a várias condições, por exemplo, a redução da massa celular total de β (em caso de remoção cirúrgica do pâncreas ou como resultado de pancreatite aguda) ou como resultado da destruição auto-imune de β-células. Além disso, alguns defeitos genéticos do metabolismo das células B podem também resultar numa diminuição da secreção de insulina em resposta a estímulos fisiológicos. Várias classificações da diabetes foram postuladas até à data, a última das quais foi emitida por um comité de peritos internacionais convocado pela Associação Americana de Diabetes (ADA), cujos membros classificaram a doença com base na sua etiologia:

• Diabetes mellitus tipo 1 cuja prevalência é estimada em 2% da população (representando 5 a 10% dos casos de diabetes) e inclui os anteriormente conhecidos como diabetes mellitus insulino-dependentes (IDDM), diabetes tipo 1 ou diabetes juvenil. Neste grupo estão incluídos sujeitos com destruição autoimune de células β e sujeitos com diabetes idiopática.

• A diabetes mellitus tipo 2 afecta 90 a 95% dos diabéticos e coincide com os anteriormente chamados diabetes não dependentes de insulina, tipo 2 ou diabetes do adulto. A sua prevalência total é estimada em 6% da população e aumenta significativamente em relação à idade (atinge valores entre 10 a 15% na população com mais de 65 anos de idade, e 20% se apenas forem considerados os maiores de 80 anos de idade). Em casos de diabetes tipo 2, a resistência dos tecidos periféricos à acção da hormona pode predominar com uma deficiência relativa de secreção de insulina ou um défice de secreção com resistência à insulina pode predominar.

• Gestational diabetes mellitus (GDM).

• Outros tipos de diabetes.

A maioria dos casos enquadra-se nas duas primeiras categorias: diabetes mellitus tipo 1 e tipo 2.

A diabetes mellitus tipo 1 está relacionada com a deficiência de insulina, devido à destruição das células do pâncreas β por processos auto-imunes ou idiopáticos. Nele, as células B do pâncreas não produzem nenhuma ou pouca insulina. O elemento desencadeante é a destruição autoimune progressiva das células β, mas os eventos que desencadeiam essa destruição celular ainda não são totalmente compreendidos. Sabe-se que vários auto-antigénios podem desencadear auto-imunidade específica contra as células B. Entre estes autoantigénios encontram-se o sialoglicolipídeo (não específico da célula B), um antigénio 38 kDa (localizado em vesículas secretas), o transportador de glucose GLUT- 2, um antigénio 52 kDa (semelhante a uma molécula do vírus da rubéola), outro antigénio 150 kDa (associado à membrana da célula B), carboxipeptidase H (encontrada nas vesículas secretoras de insulina), proteína hsp 65, possivelmente albumina de soro bovino (BSA), proteínas ICA12/ICA512 (também conhecidas como IA2) (identificadas na ilhota), receptor de insulina, a própria insulina (o único autoantigénio específico da célula B) ou GAD 65 (ácido glutâmico descarboxilase, identificado nas células B da célula B); identificadas nas células da ilhota B).

Além disso, o desenvolvimento da diabetes mellitus tipo 1 também pode ser associado a certos factores ambientais, que combinados com factores genéticos tornam certos indivíduos susceptíveis. Há uma hipótese que postula que, nestes sujeitos geneticamente predispostos, o ponto crítico seria a infecção com um vírus ou um microorganismo que desencadearia a resposta imunitária contra um antigénio que não é um antigénio próprio, mas que contém uma sequência péptida homóloga a um antigénio próprio, activando assim o processo auto-imune. Foi identificado um número significativo de auto-antigénios, dos quais os principais são os seguintes: GAD65.

É a isoforma de 65 kDa de decarboxilase de ácido glutâmico. Está localizado em neurónios e também em ilhotas.IA-2. Pertence à família de proteínas transmembrana tirosina fosfátase. É uma proteína transmembrana encontrada nas vesículas secretas tanto das células endócrinas como das células neuronais. Em vários estudos demonstraram que a sua função está provavelmente relacionada com a secreção de insulina. Os auto-anticorpos à insulina estão entre os primeiros a aparecer no estado pré-diabético e é um achado clínico que está frequentemente presente em crianças pequenas.

Este tipo de diabetes afecta apenas 10 a 20% do total da população diabética, e normalmente começa na infância ou adolescência. As características da diabetes tipo 1 incluem o início abrupto, dependência de insulina e tendência para a cetoacidose. Os sinais e sintomas incluem polidipsia, polifagia, poliúria, perda rápida de peso, hiperventilação, visão turva, confusão mental, e possível perda de consciência.Quando não há insulina para levar a glicose para as células, ou quando a insulina não funciona para levar a glicose através dos receptores, as células não conseguem obter combustível e não se alimentam. Este facto estimula o cérebro a enviar uma mensagem de "fome" que resulta em polifagia ou fome excessiva. Como a glicose que deveria alimentar as células está a deixar o corpo na urina, as células não podem produzir energia, o que resulta em perda de peso porque, sem insulina, a glicose não pode entrar nas células para as alimentar.Por outro lado, quando os níveis de glicose no sangue são muito elevados, grandes quantidades de água são absorvidas para eliminação. O resultado é poliúria ou quantidades excessivas de urina. As pessoas que têm excesso de glicose no sangue, como é o caso da diabetes descontrolada, fazem viagens frequentes à casa de banho. Estas pessoas também têm glucose na sua urina (glicosúria). A perda de água através da urina estimula o cérebro a enviar uma mensagem de "sede". Isto resulta numa condição chamada polidipsia ou sede excessiva. Urinar em excesso pode resultar em desidratação que, por sua vez, leva a pele seca. A visão turva pode ser causada por flutuações na quantidade de glucose nos olhos durante os períodos de desidratação. A perda de água e a desidratação conduzem a um aumento gradual da sonolência e confusão.a diabetes mellitus tipo 2 desenvolve-se normalmente na fase adulta do indivíduo e é a forma mais comum de manifestação desta doença. É o resultado de um duplo defeito: há uma secreção inadequada de insulina pelas células B e há também resistência à acção da insulina nos tecidos periféricos e nas próprias células B. O principal factor de risco para a diabetes tipo 2 é a obesidade e um estilo de vida sedentário, mas esta não é a causa final do desenvolvimento desta doença, uma vez que o componente genético é muito importante na predisposição do paciente para a diabetes. Na diabetes tipo 2 o defeito básico é a resistência dos tecidos periféricos à acção da insulina e, em menor grau, uma relativa deficiência de secreção da hormona. A maioria dos especialistas considera a resistência à insulina como o fenómeno primário, enquanto que a deficiência de secreção aparece como resultado de hiperglicemia sustentada e sobreestimulação persistente das células B. É o tipo mais frequente de diabetes (90-95% dos diabéticos sofrem deste tipo de diabetes).

Estes indivíduos mostram desregulamentação tanto das células A como B. De facto, o primeiro sinal de que a célula B falha, de que não está a funcionar correctamente, é a perda selectiva da primeira fase da secreção de insulina. Este defeito de secreção na primeira fase pode ser devido a um problema na preparação dos grânulos de insulina para libertação.

A diabetes tipo 2 está associada a defeitos no metabolismo da glicose (glicólise, metabolismo oxidativo, devido à acumulação de mutações mitocondriais ao longo dos anos) que afectam a geração de ATP à custa do ADP. Do mesmo modo, a obesidade, ao aumentar cronicamente os níveis circulantes de ácidos gordos não transmissíveis (NFAs) no sangue, também pode levar a uma redução na geração de ATP à custa do ADP. esterificado, pode afectar a geração de ATP ao reduzir o fecho do canal K+-ATP induzido pelo glucose-induzido. Se, além disso, a célula B for incapaz de reduzir os níveis citoplasmáticos de ADP, a secreção induzida pelo glucosé será afectada tanto na primeira fase (desencadeamento) como na segunda fase de amplificação do sinal. Como o defeito fundamental é a resposta deficiente dos tecidos à acção da insulina, os níveis plasmáticos da hormona podem ser normais ou mesmo elevados, a hiperglicemia desenvolve-se gradualmente e o risco de cetonemia ou cetoacidose é baixo, uma vez que não é acompanhado de lipólise exagerada. Consequentemente, é geralmente assintomático durante muito tempo e as primeiras manifestações aparecem por volta dos 40 anos de idade. No entanto, as perturbações metabólicas subjacentes resultam em aumento de peso, modificação do perfil lipídico, aumento da pressão arterial e danos vasculares. A resistência à insulina pode ser determinada geneticamente, como é o caso em indivíduos com antecedentes familiares desta doença, ou pode ocorrer como resultado de um excesso de hormonas contra-reguladoras (como em pacientes com acromegalia ou feocromocitoma), ou como resultado de tratamento com fármacos indutores de resistência à insulina. É o caso da obesidade, envelhecimento, doenças endócrinas caracterizadas por excesso de hormonas contra-reguladoras (glucagon), algumas alterações genéticas e, em particular, a diabetes tipo 2. Foram postulados vários mecanismos pelos quais a resistência à insulina pode ocorrer, incluindo defeitos prérreceptores (seja porque é produzida uma molécula de insulina anormal ou devido à presença de anticorpos contra a insulina), defeitos receptores (como resultado de mutações específicas) ou defeitos pós-receptores, que envolvem tanto as mutações em moléculas transportadoras de glicose, como a síntese deficiente do transportador e alterações de translocação do GLUT-4.Os defeitos pré-receptores incluem alterações na estrutura terciária ou quaternária da molécula, ligação de anticorpos neutralizantes contra a insulina e aumento da síntese de hormonas contra-reguladoras (glucagon, hormona de crescimento, glicocorticóides e catecolaminas).Os defeitos do receptor estão relacionados com mutações genéticas pontuais que resultam num receptor com baixa afinidade para a insulina ou incapaz de auto-fosforilato. Quanto aos defeitos pós-receptor, podem ser considerados tanto defeitos na activação do IRS, que está envolvida em numerosas reacções intracitoplasmáticas que conduzem às conhecidas acções da insulina, como nos transportadores de glicose.A resistência à insulina manifesta-se, especialmente nos tecidos periféricos, tais como o tecido muscular e adiposo, por uma baixa taxa de absorção e oxidação das moléculas de glicose. A hiperinsulinemia compensatória é precisamente o mecanismo pelo qual um sujeito resistente à insulina consegue manter uma tolerância normal aos hidratos de carbono. Quando este mecanismo é insuficiente, devido ao aparecimento de defeitos na secreção hormonal pelas células B do pâncreas, ocorre a intolerância aos hidratos de carbono. O glucagon é um péptido linear de 29 aminoácidos cuja sequência primária é altamente conservada em todos os mamíferos. É inicialmente sintetizado sob a forma de um precursor, pró-glucagon. O pró-glucagon é expresso em diferentes tecidos (cérebro, pâncreas, intestino) e é proteolíticamente processado de forma dependente dos tecidos, dando origem a múltiplas hormonas peptídeo. O gene pré-proglucagon humano, constituído por 10 kb, está localizado no braço longo do cromossoma 2 e é composto por seis exões e cinco exões. intrões. A codificação do mRNA para pro-glucagon é idêntica no pâncreas, intestino e cérebro, mas o seu processamento é característico em cada um destes órgãos. O pré-glucagon tem uma massa molecular de 19,8 kDa, e é constituído por 180 aminoácidos, dos quais os primeiros 20 constituem o peptídeo de sinal, e os outros 160 aminoácidos formam a molécula pró-glucagon. Esta molécula resultante, após eliminação do peptídeo de sinal, consiste em quatro domínios funcionais: a) polipéptido relacionado com a glicina pancreática (GRPP), b) glucagon, c) GLP-1, e d) GLP-1.glucagon tipo peptídeo 2 (GLP-2). O processamento proteolítico do pró-glucagon é dependente dos tecidos e resulta na expressão de diferentes peptídeos de uma forma específica (Figura 77-13).

peptides.

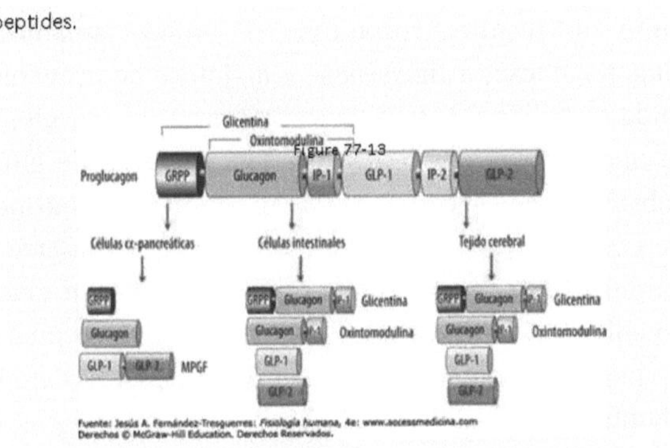

No pâncreas é onde ocorre o processamento pós-tradicional do pro-glucagon, especificamente nas células A das ilhotas de Langerhans, dando origem aos seguintes peptídeos: o polipéptido relacionado com a glicina pancreática (GRPP) (compreendendo resíduos 1 a 30), o glucagon (resíduos 33 a 61) e um peptídeo chamado pro-glucagon major fragmento (MPGF) (resíduos 72 a 158), e englobando as sequências de GLP-1 e GLP-2.As funções do glucagon no metabolismo dos carboidratos são opostas às da insulina. Basicamente, o glucagon estimula a glicogenólise no hepatócito e a gluconeogénese, sendo assim uma hormona hiperglicémica. O glucagon é libertado na corrente sanguínea pelas células da ilhota A. Actua como uma hormona contra-reguladora da insulina, desempenhando um papel importante na manutenção da homeostase da glicose. O seu papel fisiológico mais importante é o de aumentar os níveis de glucose no sangue. Para aumentar os níveis de glicose, o glucagon promove a libertação de glicose pelo fígado, aumentando a glicogenólise e a gluconeogénese, diminuindo a glicogénese e a glicólise. Relativamente ao metabolismo lipídico, o glucagon dirige os ácidos gordos livres que entram no hepatócito para a oxidação α, sendo considerado por este motivo uma hormona cetogénica. No tecido adiposo, estimula a lipase sensível às hormonas, aumentando a lipólise e o fornecimento de ácidos gordos ao fígado. No rim, o glucagon inibe a reabsorção do sódio tubular. Em geral, o glucagon é uma hormona catabólica e a insulina é uma hormona anabólica. A secreção glucagon é pulsátil e pode exercer os seus efeitos em minutos e dissipar-se rapidamente. O glucagon circula no plasma em forma livre, uma vez que não está associado a qualquer proteína de transporte. A sua meia-vida é curta (cerca de 5 minutos) e está inactivada no fígado. Em geral, as acções do glucagon são opostas às da insulina. Enquanto a insulina promove o armazenamento de energia, estimulando a glugenogénese, a lipogénese e a síntese de proteínas, o glucagon provoca uma rápida mobilização de potenciais fontes de energia, estimulando a glicogenólise e a lipólise. Tal como a insulina, a secreção de glucagon é inter-regulada por substratos, o sistema nervoso autónomo, hormonas e sinais intercelulares. A concentração de glucose é o sinal fisiológico fundamental: níveis baixos estimulam-na, enquanto que níveis elevados de glucose a inibem; este último fenómeno é descrito como o "efeito supressor da glucose". Tanto os sistemas vagal e simpático como o peptídeo inibidor gástrico em concentrações fisiológicas são também estimuladores da libertação do glucagon. Por possíveis mecanismos parácrinos, insulina e somatostatina exercem um efeito inibidor. A falta de inibição da secreção de glucagon em condições de hiperglicemia secundária à insuficiência de insulina deve-se a uma redução do efeito inibidor da insulina, que em condições normais é efectuada através do sistema venoso portal e por acção parácrina.Para exercer as suas acções, o glucagon deve ligar-se a receptores de membrana específicos. O receptor glucagon é uma proteína plasmática de 63 kDa, com sete domínios transmembrana, cinco resíduos de cisteína na sua extremidade NH_2-terminal e está acoplado às proteínas G. Ao ligar-se ao seu receptor, glucagon inicia as suas acções activando as proteínas G. Pelo menos duas classes de proteínas G podem estar envolvidas no mecanismo de transdução de sinal glucagon, Gsα e Gq.Activation of Gsα leva à activação do sistema adenylate cyclase, aumentando os níveis de cAMP, e subsequente activação da proteína kinase A (PKA). A activação de Gq leva à activação da fosfolipase C, produção de inositol 1,4,5-trisfosfato (IP$_3$), e subsequente libertação intracelular de cálcio (Figura 77-14).

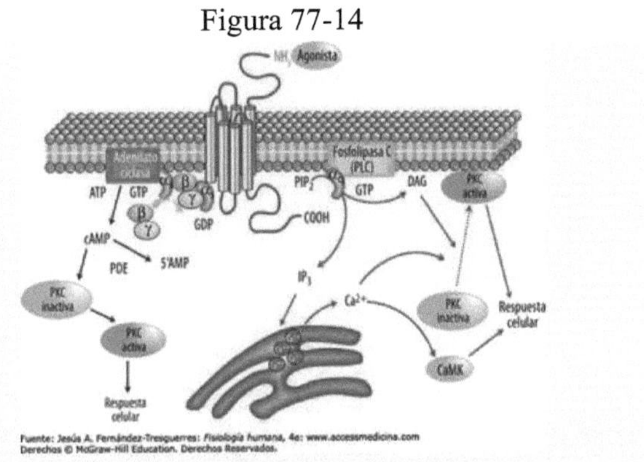

Figura 77-14

A activação do PKA induz a fosforilação e activação da glicogénio fosforilase quinase (GPLK) que, por sua vez, activa a glicogénio fosforilase (GPL), o que aumenta a taxa de degradação do glicogénio, produzindo glucose-6-P que, pela acção da glucose-6-fosfatase é convertida em glicose que pode ser libertada na corrente sanguínea. O glucagon também pode activar glucose-6-fosfátase. Este efeito parece ser devido, pelo menos parcialmente, a um aumento da transcrição genética por um mecanismo dependente de PKA. Além de aumentar a glicogenólise, o glucagon inibe a glicogénese regulando a actividade da glicogénese hepática sintetase. A glicogénese sintetase (GS) catalisa a transferência de resíduos de glicose da glicose UDP-glucose para uma cadeia crescente de glicogénio. Tal como a GPLK e a GPL, a GS é regulada pela fosforilação covalente. O glucagon induz a fosforilação da GS através da sua inactivação, reduzindo a síntese de glicogénio (Figura 77-15).

Figura 77-15

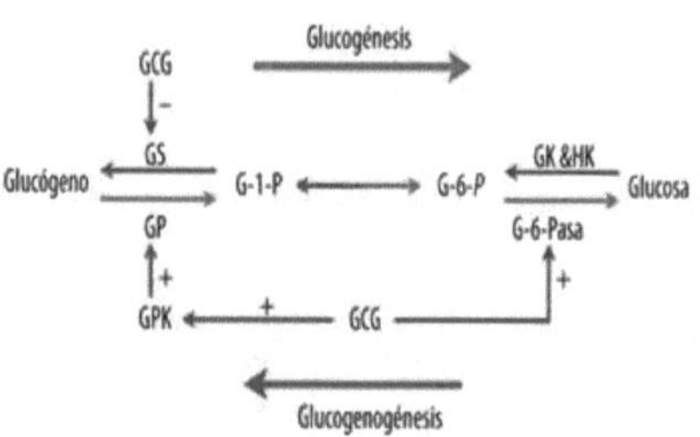

Para além dos seus efeitos no metabolismo do glicogénio, o glucagon regula os níveis de glucose no sangue através da modulação do metabolismo da glucose, especificamente através do aumento da gluconeogénese e da diminuição da glicólise (Figura 77-16). A etapa limitante na via gluconeogénica é a conversão do oxaloacetato (OAA) em fosfoenolpiruvato (PEP), catalisado pela fosfoenolpiruvato carboxiquinase (PEPCK). O glucagon aumenta a actividade da PEPCK, provavelmente aumentando a transcrição de um mRNA específico. Além disso, o glucagon também induz a fosforilação da enzima bifuncional fosfofrutoquinase 2/frutose 2,6-bisfosfatase (PFK2/FBPase-2), levando à inibição da PFK2 e à activação da FBpase-2, diminuindo os níveis de frutose 2,6-bisfosfato (F2,6-P2), um regulador alostárico que inibe a frutose 1,6-bisfosfatase (FBpase-1) e activa a fosfofructoquinase 1 (PFK1). A diminuição em F2,6-P2 resulta num aumento da actividade de FBpase-1, e num aumento da gluconeogénese. Finalmente, como mencionado acima, o glucagon aumenta a actividade glucose-6-fosfátase favorecendo a passagem do glucose-6P para a glicose.

Figura 77-16

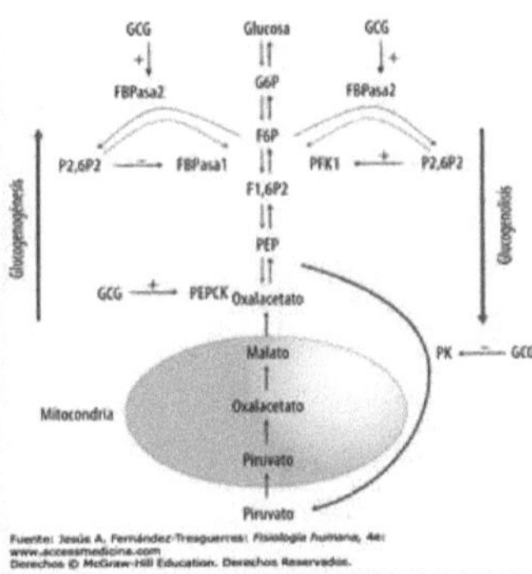

Para além de aumentar a gluconeogénese, o glucagon inibe a glicólise. O passo limitativo nesta via é a fosforilação de F6P a F1,6-P2, catalisada por PFK1 que é activada alostericamente por F2,6-P2. A diminuição dos níveis de F2,6-P2 resultará numa diminuição da actividade de PFK1 e na inibição da glicólise. O glucagon também inibe a cinase pirúvel por vários mecanismos: a fosforilação via PKA inactiva-a, inibe a transcrição genética e aumenta a degradação do mRNA. O resultado é novamente uma diminuição da glicólise e um aumento da gluconeogénese. Embora o fígado seja o primeiro tecido alvo mais importante para o glucagon, foram identificados receptores para o glucagon noutros tecidos como o cérebro (foi sugerida uma possível função neuroendócrina), rim (ajuda a manter a homeostase electrolítica), ilhotas pancreáticas (aumenta a libertação de insulina), coração (aumenta a frequência cardíaca) e tecido adiposo (aumenta a lipólise).O principal efeito do glucagon no fígado é aumentar a concentração de AMP cíclico (cAMP) nas células hepáticas, com um consequente aumento do grau de fosforilação das enzimas da via metabólica. O resultado é um aumento da glicogenólise e uma inibição da síntese do glicogénio. Além disso, activando a frutose 2,6-bisfosfato glucagon também resulta na inibição da quinase piruvato hepática, causando a acumulação de piruvato de fosfenol (PEP), que provoca a gluconeogénese e inibe a glicólise. O glucagon também aumenta os níveis de AMPc no tecido adiposo, aumentando a fosforilação da triactilglicerol lipase, produzindo glicerol e ácidos gordos livres. Estruturalmente, a somatostatina é um peptídeo cíclico de 14 aminoácidos com uma ponte interna de dissulfureto que foi inicialmente isolado do hipotálamo de ovelhas como factor inibidor da hormona de crescimento. Mais tarde, por técnicas imuno-histoquímicas e radioimunoensaio, a presença de somatostatina foi detectada em partes do tecido nervoso que não o hipotálamo, bem como em células endócrinas ou semelhantes a endócrinas. A primeira forma activa de somatostatina isolada foi a somatostatina 14 (SS-14). Mais tarde, ficou conhecida toda uma família de peptídeos estruturalmente relacionados, incluindo o tetradecapeptídeo descrito no início (SS-14), uma somatostatina de 28 aminoácidos (SS-28), que é uma extensão da extremidade N-terminal do SS-14, e formas maiores de pesos moleculares variáveis, dependendo das diferentes espécies e tecidos dentro da mesma espécie.No início pensava-se que estas formas de peso molecular mais elevado eram prohormones, precursores biossintéticos do peptídeo activo, sem actividade biológica, mas mais tarde descobriu-se que em certos tecidos SS-28 e mesmo formas de peso molecular mais elevado podiam ser libertadas e possuir a mesma ou maior actividade que SS-14, sugerindo que estes precursores são eles próprios verdadeiras hormonas.Estudos de estrutura-função mostraram que os resíduos 7 a 10 e a ponte de dissulfureto são essenciais para a actividade biológica da hormona e estão também presentes em análogos de somatostatina. A sequência de aminoácidos de todos os mamíferos SS-14 e SS-28 são idênticos e estão localizados na extremidade terminal C de uma forma precursora de 92 aminoácidos, a prosomatostatina, cuja sequência de peptídeos é codificada por um único gene de sequência altamente conservada. Este gene mede 1,2 kb e contém um intrão único de 630 bases. A regulação da expressão genética não é totalmente compreendida, mas sabe-se que o cAMP, que estimula a sua secreção, pode regular a expressão genética a nível transcripcional. Isto requer a actividade de uma proteína cinase (PK-2) e depende de uma sequência promotora altamente conservada noutros genes também regulados por cAMP.Em tecidos diferentes, dentro do mesmo organismo, o gene somatostatina é expresso em idades diferentes, por exemplo, no mRNA do cérebro do rato a somatostatina é detectável desde a primeira semana de vida fetal aumentando entre os 14 e 21 dias de desenvolvimento embrionário, enquanto no estômago é indetectável até ao nascimento aumentando progressivamente com o desenvolvimento até ao animal adulto.O primeiro produto da tradução do mRNA é um polipéptido de 116 aminoácidos, pré-prosomatostatina, na extremidade carboxil-terminal da qual se encontram as sequências SS-28 e SS-14. Na extremidade N-terminal existe uma região hidrofóbica de 24 aminoácidos (peptídeo sinal) que favorece a ligação do prohormone nascente à membrana do retículo endoplasmático rugoso e a sua translocação. O peptídeo de sinal separa-se da pré-prosomatostatina para dar origem a uma proteína de 92 aminoácidos, a prosomatostatina, que é o precursor da somatostatina e é encontrada nos tecidos em quantidades mais significativas. Na molécula de prosomatostatina existem dois pontos de possível hidrólise dando origem a pelo menos sete peptídeos diferentes dos quais os mais abundantes são SS-14 e SS-28. Na sequência de SS-28, SS-14 é precedido por dois resíduos básicos de aminoácidos (Arg-Lys), sugerindo que SS-14 poderia ser incluído entre os peptídeos cujo local de clivagem é representado por aminoácidos básicos. Este facto, juntamente com a abundância nos tecidos somatostatinérgicos do peptídeo SS-28 (1 a 12), um peptídeo ácido 12-amino compreendendo a porção amino-terminal da SS-28, sugere que a SS-28 é o precursor imediato da SS-14, por acção da convertase I. Foi sugerida uma segunda via de síntese da SS-14 a partir da prosomatostatina catalisada pela convertase II. As acções biológicas da SS-28 e da SS-14 são qualitativamente idênticas mas diferem quantitativamente. Estas diferenças poderiam ser explicadas pela heterogeneidade dos receptores com sítios de ligação distintos para SS-14 e SS-28. Diferenças adicionais poderiam ser devidas a diferenças no grau de activação das vias de sinalização envolvidas na transdução do sinal. Em relação à actividade do peptídeo 1 a 12, que se encontra na maioria dos tecidos produtores de somatostatina numa proporção de 1/1 com SS-14, muito pouco se sabe.Por outro lado, a distribuição das diferentes formas moleculares de somatostatina varia nos diferentes tecidos. Assim, no tecido nervoso, retina, pâncreas e estômago, a forma maioritária é SS-14, enquanto que a SS-28 predomina na mucosa intestinal. Esta distribuição diferente em células e tecidos das diferentes formas de somatostatina, bem como o facto de poderem ter diferentes potências biológicas, sugere que o processamento de somatostatina é um processo específico de órgãos e células. Tal processo poderia ser um nível celular de regulação, embora existam factores externos que o modulam de uma forma específica.

A somatostatina exerce a sua acção em diferentes tecidos-alvo incluindo o pâncreas, cérebro, intestino, adrenal, tiróide, rim, sistema muscular e sistema imunitário. actuará preferencialmente como factor inibidor, regulando um grande número de processos fisiológicos incluindo a inibição de secreções endócrinas e exócrinas, modulação da neurotransmissão, funções motoras e cognitivas, inibição da motilidade intestinal, absorção de nutrientes e iões, contratilidade muscular e proliferação celular.Os efeitos fisiológicos da somatostatina são mediados pela ligação a receptores específicos na membrana plasmática que foram identificados tanto em tecidos normais como neoplásicos.

Foram identificados pelo menos cinco receptores distintos para a somatostatina, que são denominados sst1 a sst5. Estes receptores são codificados por cinco genes distintos localizados em cromossomas diferentes (Tabela 77-2). Quatro deles não têm intrões, sendo a excepção o da sst2 que pode dar origem a duas isoformas distintas: sst2A e sst2B que diferem na sua extremidade terminal C.Todos os sst são receptores acoplados à proteína G e podem ligar SS-14 e SS-28 com alta afinidade, embora com maior afinidade para SS-14, excepto para sst5 que tem maior afinidade para SS-28.cada subtipo receptor é acoplado a múltiplas vias de sinalização celular. Todas as cinco estão acopladas à inibição da adenilato ciclase e todas as cinco também activam a fosfolipase C (PLC). O acoplamento dos sst2, sst5 e sst3 ao PLC são os mais eficientes. Também MAPPK e canais para K+ e Ca2+ estão envolvidos na transdução de sinal acoplados à sst. Todos estes mecanismos serão mediados por proteínas G. Os receptores para somatostatina estão amplamente distribuídos em diferentes tecidos, desde o sistema nervoso central ao pâncreas e intestino, pituitária, renal, tiróide, pulmonar, inflamatório e células do sistema imunitário: os receptores também foram descritos numa grande variedade de adenomas, incluindo adenocarcinomas da próstata, rim, cólon, ovário, linfomas, astrocitomas, neuroblastomas e medulloblastomas. Em muitos casos, cada tumor expressa mais do que um subtipo receptor, sendo o sst2 o mais expresso em tumores neuroendócrinos enquanto que em adenocarcinomas pancreáticos e colorrectais a expressão sst2 é baixa. Esta expressão diferente dos receptores poderia explicar os diferentes efeitos da somatostatina e dos seus análogos nos diferentes tipos de tumor. Os efeitos biológicos da somatostatina são mediados pelo acoplamento a diferentes tipos de receptores. Uma célula pode expressar vários subtipos de receptores e cada subtipo pode ser acoplado a diferentes vias de sinalização celular. A nível celular, o efeito inibidor da somatostatina sobre a secreção parece ser mediado pela inibição dos níveis de cálcio e cAMP. Além disso, a somatostatina poderia interferir com a maquinaria exocitótica inibindo a calcineurina da fosfatase proteica. Na pituitária, o efeito mais importante é a inibição da hormona de crescimento (GH). sst1, sst2 e sst5 parecem estar envolvidos neste efeito. No pâncreas sst2 medeia a inibição da libertação de glucagon, enquanto que sst5 é um regulador negativo da secreção de insulina, embora sst2 também possa estar envolvido neste efeito. Sst5 também está envolvido na inibição da secreção exócrina pancreática. no estômago sst2 contribui para a inibição da libertação de histamina e gastrina e para a inibição da secreção ácida. Sst1 e sst2 mediam a inibição da secreção iónica intestinal.

Sst3 pode estar envolvido na estimulação do relaxamento gástrico e intestinal e sst5 na contracção do cólon. A somatostatina também inibe a proliferação tanto de células normais como de células tumorais. Esta acção antiproliferativa da somatostatina parece envolver os cinco subtipos de receptores, os quais poderiam iniciar dois tipos de resposta, paragem do ciclo celular ou indução de apoptose, dependendo do tipo de receptor e do tipo celular. Diferentes mecanismos de transdução de sinal estão envolvidos na paragem do ciclo celular, dependendo do subtipo do receptor. Sst1 mede a paragem do ciclo através da estimulação de uma fosfatase de tirosina, SHR2, activação do sistema Ras/MAPK e indução do inibidor de ciclina p21. Sst5 actua por um mecanismo que envolve uma cascata de desfosforilações levando à inibição da guanilato ciclase, proteína quinase dependente de cGMP e MAPK.O efeito antiproliferativo da sst2 pode ser o resultado da activação de uma fosfatase de tirosina, desfosforização dos receptores para factores de crescimento, levando à regulação negativa da sinalização mitogénica de factores tróficos.

O efeito antiproliferativo da somatostatina pode também resultar do aumento da apoptose. A apoptose é induzida pela sst3 e resulta da indução da p53 e do bax. Os efeitos da somatostatina inibindo o crescimento tumoral poderiam também ser um resultado indirecto da inibição de factores de crescimento que regulariam especificamente o crescimento tumoral.

Por outro lado, diferentes estudos demonstraram que a somatostatina pode desempenhar um papel modulador no sistema imunitário. Nos últimos anos, foi desenvolvido o conceito de que deve haver uma comunicação estreita entre o sistema imunitário e o sistema neuroendócrino. Uma dessas ligações entre os dois sistemas é formada pela produção de somatostatina, a presença de receptores de somatostatina e o efeito da somatostatina em ambos os sistemas. Enquanto nos sistemas endócrinos a activação dos receptores é geralmente associada a efeitos inibitórios, ambos os efeitos inibitórios e estimulatórios foram demonstrados no sistema imunitário. A somatostatina modula uma série de funções imunitárias, incluindo a proliferação linfocitária, a produção de imunoglobulina e a libertação de citocinas pró-inflamatórias. O tratamento sistémico ou local com somatostatina ou análogos foi considerado benéfico em modelos de doenças auto-imunes e inflamação crónica e foi proposto que a somatostatina pode regular o equilíbrio local da produção de moléculas pró e anti-inflamatórias.

O polipéptido pancreático (PP) está localizado na periferia das ilhotas juntamente com células produtoras de glucagon e somatostatina, mas o PP está também presente no tracto gastrointestinal, no íleo e no cólon, bem como no sistema nervoso central e periférico. É um péptido de 36 aminoácidos cuja secreção é estimulada pela ingestão de proteínas e acção vagal. A sua função mais clara parece ser a inibição da secreção exócrina do pâncreas. Também inibe a secreção biliar e os complexos motores migratórios intestinais.TRH é um tripéptido (pGlu-His-Pro) que é libertado pelo hipotálamo e transportado através do portal para a pituitária anterior onde estimula a secreção TSH. A presença de TRH foi posteriormente demonstrada noutras áreas extra-hipotalâmicas do sistema nervoso central, bem como noutros tecidos, incluindo o tracto gastrointestinal e o pâncreas. Em contraste com o hipotálamo, o conteúdo de TRH pancreático é máximo à nascença e diminui progressivamente durante as primeiras semanas de vida. Além disso, foi detectado um mRNA específico de TRH no pâncreas fetal que atinge uma concentração máxima nas 48 horas anteriores ao parto e diminui rapidamente até aos níveis adultos duas semanas depois.

O aparecimento da TRH pancreática nos primeiros dias após o nascimento e a sua subsequente diminuição sugerem um possível envolvimento desta hormona. na maturação da resposta celular das ilhotas à glucose, que ocorre após o nascimento, ou no efeito mitogénico da hormona de crescimento (GH), que se tem demonstrado ser mais pronunciada nas ilhotas dos animais recém-nascidos. Além disso, pensa-se que a TRH pode estar envolvida no crescimento da massa das ilhotas (hipertrofia ou hiperplasia) durante o período neonatal. Embora a função do TRH no pâncreas adulto ainda não seja conhecida com certeza, foi sugerido que o TRH pode exercer efeitos biológicos directos modificando as funções exócrinas e endócrinas do pâncreas.

Como todas as hormonas peptídeas, a TRH é sintetizada sob a forma de um grande precursor, que é posteriormente modificado para dar origem à forma activa da hormona.

Os efeitos fisiológicos do TRH são mediados pela ligação a receptores específicos na membrana plasmática. Foram identificados pelo menos dois tipos de receptores TRH: TRHR1 e TRHR2. Ambos parecem estar acoplados a proteínas G. A ligação da hormona ao receptor parece desencadear uma cascata de fosforilação. Além disso, foi descrito que o cAMP, IP_3 e Ca2+ podem desempenhar um papel importante na mediação dos efeitos do TRH.

Os receptores para TRH estão amplamente distribuídos no sistema nervoso central e periférico e noutros tecidos, incluindo o pâncreas, timo e células epiteliais, sugerindo que os TRH podem também ter um papel no acoplamento entre o sistema imunitário e o sistema neuroendócrino.

A amilina é um peptídeo de 37 aminoácidos que é sintetizado nas células do pâncreas β, e é co-produzido com insulina, em resposta aos mesmos estímulos. A amilina é considerada como um importante regulador do metabolismo dos hidratos de carbono e as suas implicações na diabetes não se limitam apenas à formação amilóide. Entre as suas acções mais importantes encontram-se:

• Inibe a secreção glucagonal, retarda o esvaziamento do estômago e envia sinais de saciedade para o cérebro.

• Outras possíveis acções biológicas de excesso de amilina incluem a diminuição da absorção de glucose, aumento da libertação de lactato das células musculares e aumento da produção de glucose hepática; pode também diminuir a secreção endógena de insulina.

Em geral pode dizer-se que todas as suas acções tendem a complementar as acções da insulina reduzindo os níveis de glicose no sangue. É sintetizado como um pré-polipéptido de 89 aminoácidos que deve ser hidrolisado para dar origem à forma activa dos 37 aminoácidos peptídeos. Tem também uma ponte de dissulfureto entre os resíduos 2 e 7 de cisteína e um grupo amida no extremo C-terminal. A amilina é armazenada nos grânulos secretos das celas das ilhotas β e é cosecretada com insulina. Juntamente com a insulina e o glucagon, contribui para a regulação dos níveis de glicose no sangue. Os efeitos anti-hiperglicémicos foram descritos para a amilina. O seu efeito mais importante parece ser a regulação da absorção de hidratos de carbono através da modulação da taxa de esvaziamento gástrico. Uma das formas pelas quais a amilina regula as concentrações de glucose pós-prandial é através da supressão da secreção de glucagon pós-prandial. Este efeito da amilina sobre a secreção glucagonal parece ser regulado ou mediado por sinais transmitidos pelo nervo vago às ilhotas pancreáticas de Langerhans. Sem esta supressão durante e após as refeições, concentrações elevadas de glucagon contribuiriam para a hiperglicemia pós-prandial. Além disso, a amilina modula ou regula o ritmo a que os alimentos passam pelo estômago para optimizar o fornecimento de nutrientes para absorção no duodeno. Este efeito da amilina tenta combinar a presença de G circulante com a capacidade de I de estimular a absorção de G pelas células de tecidos sensíveis à insulina (principalmente fígado, músculos e tecidos adiposos) e a sua fosforilação em GGP. Este efeito é também mediado principalmente através do nervo vago. Sem um fornecimento óptimo de nutrientes, os nutrientes atravessariam o estômago demasiado depressa e chegariam em excesso (relativamente à capacidade do I de promover a absorção de G pelas células musculares, gordas e hepáticas) no duodeno, onde são absorvidos. Assim, sem a presença de amilina, a chegada de nutrientes em excesso seria outro factor conducente à hiperglicemia pós-prandial. A amilina tem um papel adicional na redução do consumo alimentar e, além disso, tem um efeito positivo no controlo do peso corporal. Estes efeitos podem ser mediados pelo sistema nervoso central e são independentes dos efeitos da amilina sobre o estômago. A complexa interacção da insulina, glucagon e amilina é crítica para a regulação da glicose pós-prandial. Após comer, a insulina provoca um aumento da absorção de glicose pelas células sensíveis à insulina, diminuindo assim os níveis de glicose no sangue. Embora o glucagon funcione ao contrário, aumentando as concentrações de glicose no sangue pós-prandial, a secreção de glucagon é normalmente suprimida durante o tempo em que a secreção de insulina é aumentada. A amilina colabora com a insulina, ajudando a baixar os níveis de glicose pós-prandial através da supressão da secreção de glucagon pós-prandial e optimizando a libertação de nutrientes do estômago para o duodeno. A amilina também inibe a actividade de síntese do glicogénio muscular, reduzindo o armazenamento de glicose pelo tecido muscular e aumentando os níveis de lactato plasmático. Por outro lado, embora não esteja completamente provado, a amilina parece induzir a síntese do glicogénio no fígado, aumenta a actividade do ciclo Cori, previne o esgotamento do glicogénio no tecido muscular e aumenta os níveis de lactato plasmático. glicogénio e actua como um sistema tampão adicional contra a hipoglicémia. semelhança da insulina, a destruição de células característica da diabetes tipo 1 em β resulta numa perda de produção de amilina que pode estar associada a perturbações gastrointestinais significativas. Além disso, o esvaziamento gástrico acelerado devido à deficiência de amilina pode contribuir para os elevados níveis de glicose plasmática pós-prandial observados em doentes com diabetes tipo 1. Por outras palavras, a diabetes mellitus é caracterizada por uma deficiência tanto de insulina como de amilina.

O excesso de glucagon está presente na diabetes tipo 2, especialmente no período pós-absorvente imediato. O resultado líquido da deficiência de insulina e amilina e de um excesso de glucagon é um aumento das concentrações de glicose no sangue pós-prandial.

O papel potencial da amilina na patogénese da diabetes poderia ser classificado em três categorias:

a. Formação amilóide em ilhotas, com danos resultantes em β-células.

b. Efeito local ou parácrino sobre a secreção de insulina e outras hormonas de ilhotas.

c. Efeito hormonal nos tecidos periféricos.

A amilina é aumentada no DM tipo 2 e diminuída no DM tipo 1 e parece estar relacionada com a causa da resistência à insulina no fígado e músculo esquelético, embora na realidade o excesso ou deficiência desta substância esteja sob investigação activa.

O peptídeo C é libertado equimolar com insulina, o que levou a que a sua medição fosse utilizada para avaliação clínica da actividade residual das ilhotas em doentes diabéticos. Embora a sua função mais importante tenha sido inicialmente pensada para facilitar a embalagem da molécula de proinsulina de forma a facilitar a formação de pontes de dissulfureto, tem sido utilizada para a avaliação clínica da actividade residual de ilhotas em doentes diabéticos. entre as cadeias A e B de insulina, pensa-se agora que o peptídeo C pode também ter um papel fisiológico. Além disso, a administração de quantidades fisiológicas de peptídeo C a pacientes com diabetes tipo 1 parece melhorar a função renal, reduzindo a hiperfiltração glomerular e a excreção de albumina urinária. O peptídeo C também aumenta o fluxo sanguíneo, a absorção de oxigénio e a utilização da glucose pelos tecidos, apoiando a ideia de um possível papel fisiológico para o peptídeo C. Os mecanismos de acção pelos quais o peptídeo C exerce os seus efeitos não são totalmente compreendidos, mas foi sugerido que estes efeitos podem estar relacionados com um aumento da actividade Na+/K+-ATPase ligada às membranas celulares.

As ilhotas de Langerhans não produzem apenas hormonas peptídeas. Outros marcadores tais como enzimas, peptídeos, citocinas ou sistemas de ciclo celular, incluindo quinases dependentes de ciclinas e factores semelhantes à insulina (IGF), também podem ser encontrados em ilhotas. As quinases dependentes da ciclina (cdk) são moléculas de peso molecular médio que têm uma estrutura proteica característica que consiste em dois lóbulos entre os quais está o centro catalítico, onde o ATP que será o doador do grupo fosfato é inserido. No canal de entrada para o centro catalítico há uma treonina que tem de ser fosforilada para que a cinase actue. No entanto, no próprio centro há duas treoninas que, quando fosforiladas, inibem a cinase e uma região de ligação à ciclina chamada PSTAIRE. Existe uma terceira região no cdk longe do centro catalítico, à qual se liga a proteína CKS, que regula a actividade cinase do cdk. A activação e inactivação sequencial de quinases dependentes de ciclinas poderia actuar como mecanismo de regulação do ciclo celular. Nas células de mamíferos, pelo menos nove cdk e mais de 16 ciclins. Cada um dos complexos cdk-cyclin pode estar envolvido na regulação do alongamento transcripcional por fosforilação da extremidade carboxil-terminal da grande subunidade de RNA polimerase II. As alterações na expressão do gene cdk parecem desempenhar um papel tanto na diabetes tipo 1 como na diabetes tipo 2. Foram descritos pelo menos dois peptídeos com actividade semelhante à insulina: IGF-I (IGF1) e IGF-II (IGF2). O IGF-II é considerado um factor de crescimento primário necessário para o desenvolvimento precoce, enquanto a expressão IGF-I é observada mais tarde e é uma consequência da acção do GH em múltiplos tecidos. Ambos são formados por uma cadeia de polipeptídeos de 70 e 67 aminoácidos, respectivamente. Os resíduos 3-29 de IGF-I e 6-32 de IGF-II são homólogos à cadeia B da insulina e são chamados domínios B dos IGFs. Os domínios C são análogos, em localização, ao domínio C da proinsulina mas com uma sequência mais curta e sem homologia entre si ou à proinsulina. Seguem-se os domínios A, resíduos 42-62 do IGF-I e 41-61 do IGF-II, que são homólogos à cadeia A de insulina. A sequência carboxil-terminal é curta, não tem homologia com insulina e é conhecida como o domínio D. Ao contrário da insulina, que foi formada por duas cadeias, os IGFs são formados por uma única cadeia de polipéptidos com três helices (Ala 8-Val 17, Val 44-fen 49, Leu 54-Met 59) e três pontes de dissulfureto (Cis 6-48, Cis 18-61, Cis 47-52).Para exercer as suas acções, ligam-se aos receptores tipo 1 (IGF-1R) e tipo 2, que, tal como o receptor de insulina, pertencem ao grupo de receptores acoplados à actividade da tirosina cinase. IGF-I pode ligar-se aos receptores tipo 1 e, com baixa afinidade, aos receptores de insulina. IGF-II liga-se aos receptores de tipo 2 (IGF-2R) com alta afinidade e com baixa afinidade aos receptores de tipo 1, mas não se liga aos receptores de insulina.

Recentemente, o IGF-I e o IGF-1R foram identificados em células de ilhotas sugerindo que o sistema IGF-I/IGF-1R pode desempenhar um papel no desenvolvimento de células em β. Surpreendentemente, não foram encontradas alterações no desenvolvimento celular em ratos com alterações no IGF-I ou IGF-1R. No entanto, estes ratos tiveram alterações na resposta do secretariado da insulina à glicose, o que parece sugerir um papel regulador para este sistema no mecanismo do secretariado. IGF-1 através do seu receptor regula tanto o crescimento como a diferenciação nas células da linhagem osteoblástica. Assim, este factor estimula a proliferação e diferenciação dos precursores osteoblásticos, e potencia a síntese do colagénio tipo 1, diminui a sua degradação e aumenta a mineralização nos osteoblastos maduros. O IGF-1 está preso na matriz óssea, sendo libertado na fase de reabsorção, semelhante a outros factores moduladores da remodelação óssea local. Este peptídeo tem

estado relacionado com a patogénese da perda de massa óssea associada à diabetes. Assim, os ratos diabéticos têm baixos níveis de circulação deste factor; semelhantes aos observados em doentes com diabetes tipo 1 e osteoporose. Além disso, estes pacientes diminuíram os níveis séricos de proteína de ligação IGF-1 tipo 3 (IGFBP-3) e aumentaram os níveis de IGFBP-1. No entanto, num grupo de pacientes com diabetes tipo 2, que diminuíram a densidade mineral óssea (BMD) (embora superior à do tipo 1), verificou-se que os níveis séricos de IGFBP-1 eram normais e que os níveis de IGFBP-3 diminuíram, mas os níveis de IGFBP-1 aumentaram ligeiramente. Os níveis IGFBP-5 parecem ser semelhantes em ambos os tipos de diabéticos, embora muito inferiores aos dos controlos não diabéticos. Por outro lado, o tratamento IGF-1 recupera o crescimento ósseo normal em ratos diabéticos. No entanto, a administração deste factor em dois estudos independentes, durante 28 dias e 6 meses, respectivamente, a mulheres na pós-menopausa não resultou num aumento do BMD, embora tenha aumentado alguns marcadores de formação óssea. O polipéptido amilóide insular (IAPP) consiste em 37 aminoácidos que são normalmente produzidos em células β e armazenados juntamente com a insulina em grânulos secretos. O IAPP é derivado de um propéptido precursor, o preproIAPP, que é processado para proIAPP com clivagem enzimática subsequente por convertas de prohormone (PC2 e PC1/3). A libertação do IAPP da célula β ocorre em resposta a estímulos nutricionais da mesma forma que a insulina, uma vez que são secretados em conjunto. Os níveis de IAPP no plasma em jejum são de 10 a 15% os de insulina e no estado pós-prandial próximos de 1%, sendo metabolizados ao nível renal. A deposição amilóide na ilhota está presente em aproximadamente 90% dos diabéticos de tipo 2, sendo escassa nos não diabéticos. Os níveis de IAPP são elevados nos estados de resistência à insulina, e diminuídos nos doentes intolerantes à glicose e diabéticos, em paralelo com a redução da libertação de insulina.
Entre as funções atribuídas ao IAPP estão: supressão da absorção de glucose muscular mediada pela insulina, inibição da libertação de insulina, e supressão da libertação de glucagon. A acumulação de IAPP em ilhotas pancreáticas causa diminuição da massa celular em β, devido à morte celular por apoptose secundária a alterações morfológicas na célula, e pela activação de múltiplas vias de apoptose tais como Fas, caspases 3 a 8, aumento da expressão de genes proapoptóticos, c-fos, fosB, c-jun, e junB, além do aumento da expressão de marcadores de apoptose tais como p53 e p21. Tem sido sugerido que o processamento insuficiente do proIAPP em resposta ao stress oxidativo pode

desempenhar um papel no início da acumulação de amiloides de ilhotas. A amiloidose de ilhotas também pode reduzir a replicação de células β, porque as células divisoras são mais susceptíveis à acção citotóxica da amiloides, e pode ser o mecanismo pelo qual não há aumento da massa de células β em indivíduos com diabetes (Fernández- Tresguerres J. A.., et al., 2010).

Fisiopatologia da diabetes

(Extraído literalmente de: "The Crossroads of Syndromic Diagnosis". Vol. 2023. Garcia & Garcia) O tecido adiposo não é apenas utilizado para armazenar glicose; também produz cerca de vinte tipos de hormonas, entre elas um transmissor, uma enzima que diz ao cérebro que não há mais alimentos; o tecido adiposo tem uma função extraordinária, gera muitas hormonas e entre estas uma enzima que diz ao hipotálamo não mais comida, então o apetite é perdido nesse momento é o que acontece quando se acorda em jejum e não se quer comer, porque houve uma alimentação endógena de glicose e o adipócito foi preenchido novamente e diz que estou cheio, não comer. O pâncreas é uma glândula de secreção mista, tem uma parte externa (98%) é dedicada à produção de sumos digestivos e apenas 2% corresponde às ilhotas de Langerhans que é dedicada à produção endógena de algumas hormonas, mas três são as mais importantes: Insulina, glucagon e somatostatina; 15% do sangue que chega ao pâncreas vai para as ilhotas de Langerhans que é apenas 2% e requer muito sangue porque funciona durante todo o dia, tem três situações que estimulam o pâncreas: sistema simpático, parassimpático e por outros sinais neuroendócrinos. Algumas são induzidas por certas substâncias produzidas na mucosa gástrica ou nas células pancreáticas não beta e circulam ligadas ao HDL (uma variedade de colesterol de alto peso molecular), oxintomodulina, peptídeo Y, colicystokinina, peptídeo tipo glucagon que também é produzido no tracto gastrointestinal.
Existem hormonas que são semelhantes às hormonas correspondentes que são produzidas como no caso do peptídeo tipo glucagon e outras que são produzidas por células tumorais como no caso da hormona tipo paratiróide que é produzida apenas por células tumorais, neste caso esta. O peptídeo só é produzido quando o glucagon que quando produzido no intestino através da circulação portal chega imediatamente e deixa de produzir o glucagon para que qualquer processo de neoglucogénese seja suspenso, há alguns que são produzidos nas células gordas como a lecitina que é a que tira o apetite este é o que produz quando a barriga já está cheia até ao adipócito e estimula o hipotálamo e é onde está o centro do

apetite, a placenta também permite a passagem de substâncias, músculo esquelético, peito, lembre-se que há uma questão na amamentação do produto há consumo de calorias também quando os seios da mulher grávida estão cheios também corta as necessidades de glicose e que já não produz apenas a amamentação a reserva acabou e eu quero comer e quando as mulheres comem, Bem, vejamos, isto é importante, as células beta que produzem insulina estão super protegidas, as ilhotas de Langerhans estão protegidas, mas dentro delas as células beta estão no centro, bem protegidas, e desses 2% apenas 6% são células beta; portanto a quantidade de pâncreas dedicada à produção de insulina é muito pequena, depois num trabalho excessivo podem ser danificadas e uma vez atingida a metade, há falta de controlo e a glicose sobe, estas substâncias são geralmente armazenadas até à sua saída nos lisossomas e são produzidas no retículo endoplasmático, porque estas são as fábricas das células, cada célula é especializada numa actividade, depois o núcleo diz ao retículo endoplasmático que é necessário produzir insulina, depois o núcleo diz ao RNA e os ribossomas enviam RNA mensageiro, isto diz ao retículo endoplasmático bruto e ao aparelho de Golgi para a sua produção, neste caso a insulina é armazenada nos lisossomas ou microtúbulos e quando é necessário os lisossomas são abertos para cumprir a função correspondente, nos neurónios estão os grânulos de Nissl, só que há um problema, nos neurónios não são sintetizados novos produtos e são reutilizados, são reciclados; já dissemos que a glicose é vital, que é o nosso combustível e que o sistema nervoso central depende dela, já se sabe que a glicose a ser transportada requer um GLUT, bem na metabolização de todo este processo está envolvida insulina, proinsulina, participam enzimas, há fosforilação, processos para regular a produção de insulina; mas outras células também o potássio e o cálcio são essenciais para a actividade celular, devemos lembrar que os canais de entrada e saída de electrólitos alteram a permeabilidade celular para que esta possa sair da célula, os lisossomas; então não é invulgar para nós que o potássio, o sódio e o cálcio estejam permanentemente a intervir e, claro, o que segrega os iões trifosfato de adenosina perdendo fosfato é que todo o metabolismo intracelular ocorre, a proinsulina tem 86 aminoácidos e a insulina 51 aminoácidos. Neste caso temos uma vantagem que faz a diferença com a hipertensão arterial, lembre-se que é uma doença multigénica, por esta razão é tão difícil preveni-la; porque nesta patologia há muitos genes que estão relacionados. No caso da insulina, no cromossoma número 11 do braço curto é onde se encontram os genes relacionados com os processos de formação de insulina, razão pela qual já estão a ser operados; no entanto, a cirurgia genética ainda é ilegal. A cirurgia genética transplanta um gene do pâncreas do coelho a partir de células previamente cultivadas numa pessoa com um problema de diabetes, recorde-se que tínhamos dito que os tecidos endócrinos do pâncreas correspondem a 2% e dessa percentagem 6% são células beta. Se os alimentos não passam pelo tracto digestivo, a produção de insulina também não é activada; devemos lembrar que várias hormonas são produzidas com a digestão; por exemplo, o glucagon entérico activa a produção bifásica de insulina endógena, portanto a glicemia aumenta mesmo que o paciente não seja diabético e o médico deve administrar insulina parenteral; porque no terceiro dia de jejum a glicose endógena é produzida por neoglicogénese e sem produção de insulina. Assim, a melhor resposta à insulina é se a glicose for administrada por via oral devido à secreção peptídea. A produção bifásica de insulina endógena é expressa da seguinte forma: a passagem dos alimentos pelo tubo digestivo activa a produção de insulina armazenada nos lisossomas das células beta das ilhotas de Langerhans do pâncreas, que é suficiente para duas horas; ao mesmo tempo é iniciada a transformação da proinsulina em insulina, que é segregada duas horas após a ingestão de alimentos. Os receptores de insulina são um domínio formado por duas partes, uma cadeia alfa que está fora da membrana (à qual a insulina se liga) e uma cadeia beta que está dentro da célula, estas duas cadeias estão ligadas por pontes de dissulfureto. Na doença hepática gorda não alcoólica é quando o peso do fígado excede 5% do peso normal do fígado. Isto porque existe uma relação directa com a quantidade de glicogénio que o fígado tem, este acontecimento quando não é mediado pelo consumo de álcool corresponde certamente à presença de síndrome metabólico. O fígado tem uma capacidade maior do que o resto dos órgãos para acumular glicogénio, porque deve ter sempre glicogénio, quando necessita de glicose, simplesmente transforma a gordura que é uma reserva e o fígado envia a gordura para onde quer que esteja, mesmo a partir dos olhos, é por isso que quando o paciente está desnutrido, até os olhos são afundados; depois de consumir toda a gordura, continua a metabolizar as proteínas, depois começa, primeiro, com o tecido muscular, que pode ser substituído, uma vez que o fígado precisa de realizar este processo de duas em duas horas, continua a deixar o omento sem gordura, os doentes com síndrome metabólico têm obesidade central e embora não sejam obesos, a gordura entre a pele e o músculo não é importante. A acumulação de glicogénio no adipócito como órgão alvo para o armazenar; a glicose entra e é transformada em glicogénio e este processo permite a formação de ácido gordo, estas são substâncias residuais. É por isso que os pacientes que sofrem de desnutrição devido à fome, digamos que não puderam comer por várias razões, podem gerar um coma cetoacidótico porque existe uma grande quantidade de ácidos gordos e podem Isto acontece a pacientes com diabetes tipo 1 que não produzem insulina, e quando a via da gluconeogénese é activada, são produzidas grandes quantidades de ácidos gordos, neste processo os triglicéridos intervêm juntamente com a insulina para a transformação da glicose em glicogénio que a deposita nos adipócitos e o resultado metabólico são ácidos gordos.

Temos várias patologias onde há um excesso de insulina e o glucagon não tem nada a ver com isso. O pâncreas pode produzir um excesso de insulina por um tumor chamado insulinoma, existem também tumores produtores de glucagon que são chamados glucagonomas, estes são tumores muito raros; no entanto, os tumores autónomos produtores de glucagon são mais frequentes do que os tumores produtores de insulina. Por outro lado, a insulina para além de participar no metabolismo da glicose também aumenta o potássio, o magnésio e o fósforo. A diabetes tipo 1 é a ausência de insulina por duas razões: nasceu sem células beta pancreáticas produtoras desta hormona ou teve uma doença auto-imune em que as suas imunoglobulinas atacaram o pâncreas e destruíram os Islets Langerhans, principalmente as células beta, atacando-os como corpos estranhos e o doente ficou sem produção de insulina. Na diabetes tipo 2 não é que não haja insulina, mas é um problema de sensibilidade à insulina. A Diabetes Mellitus tipo 1 é também chamada insulino-dependente porque não produz insulina, enquanto a Diabetes Mellitus tipo 2 não é insulino-dependente, a menos que esteja muito avançada e as células beta das ilhotas de Langerhans tenham sido destruídas; no entanto, todos os dias há uma maior tendência para começar a usar insulina cedo, lembrem-se que tínhamos dito que a metformina era uma chave mestra da insulina. O paciente com diabetes tipo 1 não tem nada a ver com metformina porque não tem resistência, nós colocamo-lo em insulina e o problema acabou. Mas o paciente com diabetes tipo 2 que necessita de usar insulina, temos de lhe dar metformina porque a insulina exógena também não vai conseguir ligar-se facilmente aos receptores. O glucagon é um peptídeo de 29 aminoácidos que é responsável pela manutenção da glicemia, inibe a neoglicogénese, as células alfa dos ilhéus de Langerhans produzem glucagon, há muito mais do que as células beta, porque se não tivermos glucagon morremos; mesmo que não se coma glucagon serve não só para metabolizar gorduras mas também proteínas, com isso o fígado inicia a neoglucogénese transformando o que encontra na glucose, a biologia é extraordinária, os processos com glucagon são simples e não há defeitos ou problemas de resistência. O glucagon não precisa de um receptor como a insulina, por isso a função do glucagon é manter a glicemia, se precisasse de um receptor como a insulina, os pacientes morreriam, é por isso que o glucagon chega quando é necessário, chega sem nada. Sem glucagon, os pacientes não sobrevivem, é o que aconteceria numa patologia devido a uma insuficiência de glucagon.

Em relação à ingestão de alimentos, a supressão do glucagon é produzida por um peptídeo semelhante ao glucagon que atinge o fígado e estabiliza, a produção de glucagon no pâncreas é suspensa. Se houver hipoglicemia, o glucagon é activado para que haja glucogénese, há pessoas que acreditam que só podem comer vegetais ou só carne; somos omnívoros. Assim, estes pacientes que só comem carne e não comem vegetais podem gerar um exagero nas albuminas e estes pacientes têm elevado glucagon para destruir a hiperalbuminemia de que existe este aumento de aminoácidos porque também causa danos, irá produzir um distúrbio de osmolaridade. Cada processo metabólico melhora com o exercício, o melhor de tudo é andar pelo menos 20 minutos por dia e verá que a sua vida vai mudar. As patologias glucagonais são raras, se nasceram com este defeito não sobrevivem ou talvez não nasçam, porque o glucagon é a fonte da vida, se o indivíduo não comeu permite a glucogénese (Garcia & Garcia, 2023).

RESULTADOS

Generalidades para análise estatística

Todos os indicadores foram analisados de acordo com pontos de corte específicos para a idade, sexo e localização territorial. As faixas etárias utilizadas nas análises correspondem às normas internacionais e permitem a comparação com estudos semelhantes. As análises estatísticas foram realizadas no programa estatístico IBM® SPSS Statistics®, utilizando os comandos svy, que tiveram em conta os aspectos da concepção da amostra. Na primeira fase, foi analisada a distribuição de cada uma das variáveis da amostra e depois foram calculadas as prevalências e intervalos de confiança de 95% para cada categoria das variáveis descritas acima, na população expandida. Posteriormente, as prevalências foram desagregadas de acordo com características sociodemográficas seleccionadas. Finalmente, as diferenças entre as diferentes prevalências foram avaliadas de acordo com os intervalos de confiança de 95%. Limitações da investigação: Este estudo foi realizado em pequena escala; por conseguinte, os resultados não podem ser generalizados.

Grupos etários, sexo, residência habitual, complicações da diabetes, doenças crónicas anteriores, dados de história médica metabólica, tipos de diabetes mellitus, diagnóstico e aderência ao tratamento da diabetes mellitus.

A amostra reflectiu a participação de 56,21% de mulheres e 43,8% de homens (Quadro 1). A distribuição étnica foi: Mestiço 77,8%, Preto 2,2%, Branco 3,9%, Montubio 15,9%, Quichua 0,2% e Outros 0,1%. (Quadro 2) Em relação às idades dos cidadãos da amostra, estas foram distribuídas da seguinte forma: Adulto jovem (18%), Adulto médio (50,1%), Adulto mais velho (28,9%) e Menor de 19 (3%). (Quadro 3). Os 740 cidadãos da amostra foram distribuídos da seguinte forma em relação à residência habitual: 33,5% vivem no cantão de Manta, 49,9% no resto de Manabí e 16,6% no resto do Equador (Tabelas 4 e 5).

Quadro 1: Género				
	Frequência	Percentagem	Percentagem válida	Percentagem acumulada
Mulher	416	56,2	56,2	56,2
Homem	324	43,8	43,8	100,0
Total	740	100,0	100,0	

Gráfico 1: Sexo. Frequência

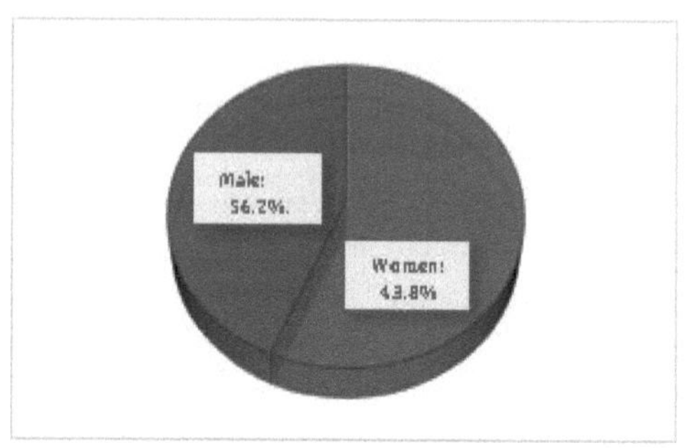

Quadro 2: Etnia			
	Frequência	Percentagem	Percentagem válida	Percentagem acumulada
Mongrel	576	77,8	77,8	77,8
Preto		2,2	2,2	80,0
Branco		3,9	3,9	83,9
Montubio		15,9	15,9	99,9
Outros	1	,1	,1	100,0
Total	740	100,0	100,0	

Quadro 3: Grupos etários			
	Frequência	Percentagem	Percentagem válida	Percentagem acumulada
Adulto jovem		18,0	18,0	18,0
Idosos	214	28,9	28,9	46,9
Adulto médio	371	50,1	50,1	97,0
Menos de 19 anos		3,0	3,0	100,0
Total	740	100,0	100,0	

Quadro 4: Residência Habitual			
Frequência		Percentagem	Percentagem válida	Percentagem acumulada
Cobertor	248	33,5	33,5	33,5
Resto de Manabí	369	49,9	49,9	83,4
Resto do Equador		16,6	16,6	100,0
Total	740	100,0	100,0	

Quadro 5: Residência Habitual: Canton Manta				
Paróquias	Frequência	Percentagem	Percentagem válida	Percentagem acumulada
Cobertor	148	59,7	59,7	59,7
Tarqui		10,9	10,9	70,6
Los Esteros	45	18,1	18,1	88,7
Eloy Alfaro		6,0	6,0	94,8
San Mateo		1,6	1,6	96,4
São Lourenço		2,8	2,8	98,0
Santa Marianita		,8	,8	100,0
Total	248	100,0	100,0	

Dentro das questões sobre complicações da diabetes, analisámos: doença cardíaca, doença renal, doença ocular, cancro da bexiga, fracturas ósseas, dislipidemia, hipertrigliceridemia, pancreatite, dores articulares, candidíase vaginal, tensão arterial baixa, infecções do tracto urinário, pé diabético, hipoglicémia, cetoacidose diabética; que foram contrastadas com as seguintes questões doenças crónicas anteriores, dados de história médica metabólica, tipos e tipos de diabetes mellitus, diagnóstico e adesão ao tratamento indicado para a diabetes mellitus ou síndrome metabólica. Farmacológica (metformina ou sensibilizante, antidiabético oral, insulinoterapia), dietética e exercício. A análise estatística reflectiu os seguintes resultados significativos em relação a doenças cardíacas, dislipidemias, hipertrigliceridemias, dores articulares. Em todos os casos publicados abaixo do qui-quadrado deu um $p < 0,05$ ou $< 0,01$. A doença cardíaca estava presente em 37,2% dos sujeitos da amostra (Tabela 6). A dislipidemia estava presente em 35,4% (Tabela 7). A hipertrigliceridemia esteve presente em 41,8% (Quadro 8). Dor 67,4% (Tabela 9).

Quadro 6: Doenças cardíacas				
	Frequência	Percentagem	Percentagem válida	Percentagem acumulada
Não	448	60,5	60,5	60,5
Sim	275	37,2	37,2	97,7
n/c		2,3	2,3	100,0
Total	740	100,0	100,0	

Tabela 7: Dislipidemias				
	Frequência	Percentagem	Percentagem válida	Percentagem acumulada
Não	424	57,3	57,3	57,3
Sim	262	35,4	35,4	92,7
n/c		7,3	7,3	100,0
Total	740	100,0	100,0	

Quadro 8: Hipertrigliceridemias				
	Frequência	Percentagem	Percentagem válida	Percentagem acumulada
Não	376	50,8	50,8	50,8
Sim	309	41,8	41,8	92,6
n/c		7,4	7,4	100,0
Total	740	100,0	100,0	

Caixa 9: Dor nas articulações				
	Frequência	Percentagem	Percentagem válida	Percentagem acumulada
Não	241	32,6	32,6	32,6
Sim	499	67,4	67,4	100,0
Total	740	100,0	100,0	

44,7% não aderiram ao tratamento farmacológico com Metformin ou sensibilizador (Quadro 10), 45,1% não aderiram ao tratamento dietético (Quadro 11), 63,8% não aderiram ao tratamento de exercício (Quadro 12).

Tabela 10: Adesão ao tratamento: Metformina ou Sensibilizador				
	Frequência	Percentagem	Percentagem válida	Percentagem acumulada
Não	331	44,7	44,7	44,7
Sim	409	55,3	55,3	100,0
Total	740	100,0	100,0	

Quadro 11: Aderência ao tratamento: Dieta				
	Frequência	Percentagem	Percentagem válida	Percentagem acumulada
Não	334	45,1	45,1	45,1
Sim	406	54,9	54,9	100,0
Total	740	100,0	100,0	

Tabela 12: Aderência ao tratamento: Exercício				
	Frequência	Percentagem	Percentagem válida	Percentagem acumulada
Não	472	63,8	63,8	63,8
Sim	268	36,2	36,2	100,0
Total	740	100,0	100,0	

Relativamente a doentes com o diagnóstico de Diabetes Mellitus: Tabela de Contingência 1, evidencia 37,2% com complicações dentro da doença cardíaca; Tabela de Contingência 2, 35,4% com complicações dentro das dislipidemias; Tabela de Contingência 3, 41,8% com complicações dentro das hipertrigliceridemias; Tabela de Contingência 4, 67,4% com complicações dentro das dores articulares.

Tabela de contingência 1: Grupo etário no diagnóstico da diabetes * Complicações DM: Doença cardíaca

			Doença cardíaca			Total
			Não	Sim	n/c	
Grupo etário no diagnóstico da diabetes	Adulto jovem	Conde	218			345
		% dentro da G.E. diagnóstico de DM	63,2%	33,3%	3,5%	100,0%
		% dentro da doença cardíaca	48,7%	41,8%	70,6%	46,6%
		do total	29,5%	15,5%	1,6%	46,6%
	Idosos	Conde			1	
		% dentro da G.E. diagnóstico de DM	30,3%	66,7%	3,0%	100,0%
		% dentro da doença cardíaca	2,2%	8,0%	5,9%	4,5%
		do total	1,4%	3,0%	,1%	4,5%
	Adulto médio	Conde				310
		% dentro da G.E. diagnóstico de DM	57,7%	41,0%	1,3%	100,0%
		% dentro da doença cardíaca	40,0%	46,2%	23,5%	41,9%
		do total	24,2%	17,2%	,5%	41,9%
	Menos de 19 anos	Conde			0	52
		% dentro da G.E. diagnóstico de DM	78,8%	21,2%	,0%	100,0%
		% dentro da doença cardíaca	9,2%	4,0%	,0%	7,0%
		do total	5,5%	1,5%	,0%	7,0%
Total		Conde	448	275		740
		% dentro da G.E. diagnóstico de DM	60,5%	37,2%	2,3%	100,0%
		% dentro da doença cardíaca	100,0%	100,0%	100,0%	100,0%
		do total	60,5%	37,2%	2,3%	100,0%

Testes de qui-quadrado			
	Valor	gl	Sinal assimptótico (bilateral)
O Qui-quadrado de Pearson	27,282a		,000
Razão de Probabilidade	28,509		,000
N de casos válidos	740		
a. 2 células (16,7%) têm uma frequência esperada de menos de 5. A frequência mínima esperada é de .76.			

Tabela de contingência 2: Grupo etário no diagnóstico da diabetes * Complicações da DM: Dislipidemia			Dyslipidemias		Total	
			Não	Sim	n/c	
Grupo etário no diagnóstico da diabetes	Adulto jovem	Conde	191	132		345
		% dentro da G.E. no diagnóstico de DM	55,4%	38,3%	6,4%	100,0%
		% dentro da CompDM: Dislipidemias	45,0%	50,4%	40,7%	46,6%
		do total	25,8%	17,8%	3,0%	46,6%
	Idosos	Conde				
		% dentro da G.E. no diagnóstico de DM	60,6%	21,2%	18,2%	100,0%
		% dentro de Dislipidemias	4,7%	2,7%	11,1%	4,5%
		do total	2,7%	,9%	,8%	4,5%
	Adulto médio	Conde	173	115		310
		% dentro da G.E. no diagnóstico de DM	55,8%	37,1%	7,1%	100,0%
		% dentro de Dislipidemias	40,8%	43,9%	40,7%	41,9%
		do total	23,4%	15,5%	3,0%	41,9%
	Menos de 19 anos	Conde				
		% dentro de E.G. no diagnóstico de DM	76,9%	15,4%	7,7%	100,0%
		% dentro de Dislipidemias	9,4%	3,1%	7,4%	7,0%
		do total	5,4%	1,1%	,5%	7,0%
Total		Conde	424	262		740
		% dentro da G.E. no diagnóstico de DM	57,3%	35,4%	7,3%	100,0%
		% dentro de Dislipidemias	100,0%	100,0%	100,0%	100,0%
		do total	57,3%	35,4%	7,3%	100,0%

Testes de qui-quadrado	Valor	gl	Sinal assimptótico (bilateral)
O Qui-quadrado de Pearson	18,500a		,005
Razão de Probabilidade	18,484		,005
N de casos válidos	740		
a. 2 células (16,7%) têm uma frequência esperada de menos de 5. A frequência mínima esperada é de 2,41.			

Tabela de contingência 3: Grupo etário no diagnóstico da diabetes * Complicações da DM: Hipertrigliceridemias

			Hipertrigliceridemias			Total
			Não	Sim	n/c	
Grupo etário no diagnóstico da diabetes	Adulto jovem	Conde		162		345
		% dentro de E.G. no diagnóstico de DM	46,4%	47,0%	6,7%	100,0%
		% dentro da Hipertrigliceridemias	42,6%	52,4%	41,8%	46,6%
		do total	21,6%	21,9%	3,1%	46,6%
	Idosos	Conde				
		% dentro da G.E. no diagnóstico de DM	57,6%	24,2%	18,2%	100,0%
		% dentro da Hipertrigliceridemias	5,1%	2,6%	10,9%	4,5%
		do total	2,6%	1,1%	,8%	4,5%
	Adulto médio	Conde				310
		% dentro da G.E. no diagnóstico de DM	51,9%	41,0%	7,1%	100,0%
		% dentro da Hipertrigliceridemias	42,8%	41,1%	40,0%	41,9%
		do total	21,8%	17,2%	3,0%	41,9%
	Menos de 19 anos	Conde				52
		% dentro da G.E. no diagnóstico de DM	69,2%	23,1%	7,7%	100,0%
		% dentro da Hipertrigliceridemias	9,6%	3,9%	7,3%	7,0%
		do total	4,9%	1,6%	,5%	7,0%
Total		Conde	376	309		740
		% dentro da G.E. no diagnóstico de DM	50,8%	41,8%	7,4%	100,0%
		% dentro da Hipertrigliceridemias	100,0%	100,0%	100,0%	100,0%
		do total	50,8%	41,8%	7,4%	100,0%

Testes de qui-quadrado			
	Valor	gl	Sinal assimptótico (bilateral)
O Qui-quadrado de Pearson	19,686a		,003
Razão de Probabilidade	19,074		,004
N de casos válidos	740		
a. 2 células (16,7%) têm uma frequência esperada de menos de 5. A frequência mínima esperada é de 2,45.			

Tabela de contingência 4: Grupo etário no diagnóstico de diabetes * Complicações da DM: Dor nas articulações

			Dor nas articulações		Total
			Não	Sim	
Grupo etário no diagnóstico da diabetes	Adulto jovem	Conde			345
		% dentro da G.E. no diagnóstico de DM	35,1%	64,9%	100,0%
		% dentro das dores articulares	50,2%	44,9%	46,6%
		do total	16,4%	30,3%	46,6%
	Idosos	Conde			
		% dentro da G.E. no diagnóstico de DM	27,3%	72,7%	100,0%
		% dentro das dores articulares	3,7%	4,8%	4,5%
		do total	1,2%	3,2%	4,5%
	Adulto médio	Conde		230	310
		% dentro da G.E. no diagnóstico de DM	25,8%	74,2%	100,0%
		% dentro das dores articulares	33,2%	46,1%	41,9%
		do total	10,8%	31,1%	41,9%
	Menos de 19 anos	Conde			52
		% dentro da G.E. com diagnóstico de DM	59,6%	40,4%	100,0%
		% dentro das dores articulares	12,9%	4,2%	7,0%
		do total	4,2%	2,8%	7,0%
Total		Conde	241	499	740
		% dentro de E.G. no diagnóstico de DM	32,6%	67,4%	100,0%
		% dentro das dores articulares	100,0%	100,0%	100,0%
		do total	32,6%	67,4%	100,0%

Testes de qui-quadrado			
	Valor	gl	Sinal assimptótico (bilateral)
O Qui-quadrado de Pearson	25,182a		,000
Razão de Probabilidade	24,083		,000
N de casos válidos	740		
a. 0 células (,0%) têm uma frequência esperada inferior a 5. A frequência mínima esperada é de 10,75.			

Dos 740 sujeitos da amostra, 42,7% mantiveram pressão sistólica ≥ 130 mmHg (Tabela 13). 13,1% pressão diastólica ≥ 90 mmHg (Tabela 14). 4,3% pressão sistólica ≤ 100 mmHg (Tabela 15). 6,2% pressão diastólica ≤ 60 mmHg (Tabela 16).

Dx PA sistólica				
	Frequência	Percentagem	Percentagem válida	Percentagem acumulada
HyperT_Systolic		42,7	42,7	42,7
HypoT_Systolic		4,3	4,3	47,0
Normal	392	53,0	53,0	100,0
Total	740	100,0	100,0	

Dx Diastolic BP				
	Frequência	Percentagem	Percentagem válida	Percentagem acumulada
HyperT_Diastolic		13,1	13,1	13,1
HypoT_Diastolic	46	6,2	6,2	19,3
Normal	597	80,7	80,7	100,0
Total	740	100,0	100,0	

68,8% dos sujeitos da amostra estão envolvidos em tarefas domésticas (Quadro 17). 9,9% estão envolvidos em trabalhos no local ou à distância (Quadro 18). 43,2% trabalham pessoalmente ou em teletrabalho (Quadro 19).

Quadro 17: Actividade diária: Tarefas domésticas				
	Frequência	Percentagem	Percentagem válida	Percentagem acumulada
Não	231	31,2	31,2	31,2
Sim	509	68,8	68,8	100,0
Total	740	100,0	100,0	

Tabela 18: Actividade diária: estudo presencial ou à distância				
	Frequência	Percentagem	Percentagem válida	Percentagem acumulada
Não	667	90,1	90,1	90,1
Sim		9,9	9,9	100,0
Total	740	100,0	100,0	

Quadro 19: Actividade diária: trabalho presencial ou teletrabalho				
	Frequência	Percentagem	Percentagem válida	Percentagem acumulada
Não	420	56,8	56,8	56,8
Sim	320	43,2	43,2	100,0
Total	740	100,0	100,0	

Relativamente a doentes com o diagnóstico de Diabetes Mellitus: Tabela de Contingência 5, evidencia 31,1% dentro de Doenças Crónicas Anteriores em Dislipidemias; Tabela de Contingência 6, 37,2% dentro de Hipertrigliceridemias; Tabela de Contingência 7, 36,1% dentro de Doenças Cardíacas; Tabela de Contingência 8, 6,5% dentro de Hipertiroidismo.

Tabela 5: Doenças Crónicas Anteriores: Dislipidemias * HC: Tipos de Diabetes Mellitus

			HC: Tipos de Diabetes Mellitus				Total
			DM1	DM2	DGest	SM	
EnfCrPr: Dislipidemias	Não	Conde	45	393	0		445
		% dentro da EnfCrPr: Dislipidemias	10,1%	88,3%	,0%	1,6%	100,0%
		% em HC: Tipos de Diabetes Mellitus	75,0%	60,1%	,0%	29,2%	60,1%
		do total	6,1%	53,1%	,0%	,9%	60,1%
	Sim	Conde					230
		% dentro da EnfCrPr: Dislipidemias	3,9%	90,0%	,9%	5,2%	100,0%
		% dentro do HC Tipos de Diabetes Mellitus	15,0%	31,7%	100,0%	50,0%	31,1%
		do total	1,2%	28,0%	,3%	1,6%	31,1%
	n/c	Conde			0	5	
		% dentro da EnfCrPr: Dislipidemias	9,2%	83,1%	,0%	7,7%	100,0%
		% em HC: Tipos de Diabetes Mellitus	10,0%	8,3%	,0%	20,8%	8,8%
		do total	,8%	7,3%	,0%	,7%	8,8%
Total		Conde		654			740
		% dentro da EnfCrPr: Dislipidemias	8,1%	88,4%	,3%	3,2%	100,0%
		% em HC: Tipos de Diabetes Mellitus	100,0%	100,0%	100,0%	100,0%	100,0%
		do total	8,1%	88,4%	,3%	3,2%	100,0%

Testes de qui-quadrado			
	Valor	gl	Sinal assimptótico (bilateral)
O Qui-quadrado de Pearson	22,566a		,001
Razão de Probabilidade	23,193		,001
Linear por associação linear	2,052	1	,152
N de casos válidos	740		
a. 4 células (33,3%) têm uma frequência esperada de menos de 5. A frequência mínima esperada é de ,18.			

Tabela 6: Doenças crónicas anteriores: Hipertrigliceridemias * HC: Tipos de Diabetes Mellitus							
			HC: Tipos de Diabetes Mellitus				Total
			DM1	DM2	DGest	SM	
EnfCrPr: Hipertrigliceridemias	Não	Conde	43	363	0		412
		% dentro da EnfCrPr: Hipertrigliceridemias	10,4%	88,1%	,0%	1,5%	100,0%
		% em HC: Tipos de Diabetes Mellitus	71,7%	55,5%	,0%	25,0%	55,7%
		do total	5,8%	49,1%	,0%	,8%	55,7%
	Sim	Conde		247			275
		% dentro da EnfCrPr: Hipertrigliceridemias	4,4%	89,8%	,7%	5,1%	100,0%
		% dentro do HC: Tipos de Diabetes Mellitus	20,0%	37,8%	100,0%	58,3%	37,2%
		do total	1,6%	33,4%	,3%	1,9%	37,2%
	n/c	Conde	5		0		
		% dentro da EnfCrPr: Hipertrigliceridemias	9,4%	83,0%	,0%	7,5%	100,0%
		% em HC: Tipos de Diabetes Mellitus	8,3%	6,7%	,0%	16,7%	7,2%
		do total	,7%	5,9%	,0%	,5%	7,2%
Total		Conde		654			740
		% dentro da EnfCrPr: Hipertrigliceridemias	8,1%	88,4%	,3%	3,2%	100,0%
		% em HC: Tipos de Diabetes Mellitus	100,0%	100,0%	100,0%	100,0%	100,0%
		do total	8,1%	88,4%	,3%	3,2%	100,0%

Testes de qui-quadrado			
	Valor	gl	Sinal assimptótico (bilateral)
O Qui-quadrado de Pearson	21,226a		,002
Razão de Probabilidade	22,335		,001
Linear por associação linear	1,485	1	,223
N de casos válidos	740		
a. 5 células (41,7%) têm uma frequência esperada de menos de 5. A frequência mínima esperada é ,14.			

Tabela de contingência 7: Doenças crónicas anteriores: Doença Cardíaca * HC: Tipos de Diabetes Mellitus							
			HC: Tipos de Diabetes Mellitus				Total
			DM1	DM2	DGest	SM	
EnfCrPr: Doença cardíaca	Não	Conde	52	389	0		458
		% dentro da EnfCrPr: Doença cardíaca	11,4%	84,9%	,0%	3,7%	100,0%
		% dentro do HC: Tipos de Diabetes Mellitus	86,7%	59,5%	,0%	70,8%	61,9%
		do total	7,0%	52,6%	,0%	2,3%	61,9%
	Sim	Conde	5	254			267
		% dentro da EnfCrPr: Doença cardíaca	1,9%	95,1%	,7%	2,2%	100,0%
		% em HC: Tipos de Diabetes Mellitus	8,3%	38,8%	100,0%	25,0%	36,1%
		do total	,7%	34,3%	,3%	,8%	36,1%
	n/c	Conde			0	1	
		% dentro da EnfCrPr: Doença cardíaca	20,0%	73,3%	,0%	6,7%	100,0%
		% em HC: Tipos de Diabetes Mellitus	5,0%	1,7%	,0%	4,2%	2,0%
		do total	,4%	1,5%	,0%	,1%	2,0%
Total		Conde		654			740
		% dentro da EnfCrPr: Doença cardíaca	8,1%	88,4%	,3%	3,2%	100,0%
		% em HC: Tipos de Diabetes Mellitus	100,0%	100,0%	100,0%	100,0%	100,0%
		do total	8,1%	88,4%	,3%	3,2%	100,0%

Testes de qui-quadrado			
	Valor	gl	Sinal assimptótico (bilateral)
O Qui-quadrado de Pearson	28,958a		,000
Razão de Probabilidade	33,855		,000
Linear por associação linear	,144	1	,704
N de casos válidos	740		
a. 5 células (41,7%) têm uma frequência esperada de menos de 5. A frequência mínima esperada é de .04.			

Tabela 8: Doenças Crónicas Anteriores: Hipertiroidismo * HC: Tipos de Diabetes Mellitus							
			HC: Tipos de Diabetes Mellitus				Total
			DM1	DM2	DGest	SM	
EnfCrPr: Hipertiroidismo	0	Conde		593			666
		% dentro da EnfCrPr: Hipertiroidismo	8,4%	89,0%	,3%	2,3%	100,0%
		% em HC: Tipos de Diabetes Mellitus	93,3%	90,7%	100,0%	62,5%	90,0%
		do total	7,6%	80,1%	,3%	2,0%	90,0%
	1	Conde			0	5	
		% dentro da EnfCrPr: Hipertiroidismo	8,3%	81,3%	,0%	10,4%	100,0%
		% em HC: Tipos de Diabetes Mellitus	6,7%	6,0%	,0%	20,8%	6,5%
		do total	,5%	5,3%	,0%	,7%	6,5%
	99	Conde	0		0		
		% dentro da EnfCrPr: Hipertiroidismo	,0%	84,6%	,0%	15,4%	100,0%
		% em HC: Tipos de Diabetes Mellitus	,0%	3,4%	,0%	16,7%	3,5%
		do total	,0%	3,0%	,0%	,5%	3,5%
Total		Conde		654			740
		% dentro da EnfCrPr: Hipertiroidismo	8,1%	88,4%	,3%	3,2%	100,0%
		% em HC: Tipos de Diabetes Mellitus	100,0%	100,0%	100,0%	100,0%	100,0%
		do total	8,1%	88,4%	,3%	3,2%	100,0%

Testes de qui-quadrado			
	Valor	gl	Sinal assimptótico (bilateral)
O Qui-quadrado de Pearson	24,208a		,000
Razão de Probabilidade	18,256		,006
Linear por associação linear	13,240	1	,000
N de casos válidos	740		
a. 7 células (58,3%) têm uma frequência esperada de menos de 5. A frequência mínima esperada é de .07.			

DISCUSSÃO

Os nossos resultados concluem que nesta amostra de 740 sujeitos 56,2% eram mulheres e 43,8% eram homens. A distribuição etária foi a seguinte: adulto jovem (menos de 46 anos) 18%, adulto médio (entre 46 e 65 anos) 50,1%, adulto mais velho (mais de 65 anos) 28,9% e menos de 19 anos 3%. A origem foi 33,5% do cantão de Manta, 49,9% do resto de Manabí e 16,6% do resto do Equador. Na amostra, a doença coronária (DCC) estava presente em 15,9%, a insuficiência cardíaca (IC) em 19,8%, a doença cerebrovascular (DVC) em 3,9% e a doença arterial periférica (DAP) em 5,5%. Relativamente às complicações devidas à diabetes, ocorreram com a seguinte frequência: doença cardíaca com 37,2%, doença renal 22%, doença visual 48,9%, fracturas ósseas 18,1%, dislipidemia 35,4%, hipertrigliceridemia 41,8%, pancreatite 7,8%, dores articulares 67,4%, candidíase vaginal 9,7%, tensão arterial baixa 18,1%, infecções do tracto urinário 45,7%, pé diabético 12,3%, hipoglicémia 24,2%, cetoacidose diabética 19,6%. Em relação à adesão ao tratamento farmacológico, 44,7% não aderiram ao Metformin ou sensibilizador; em relação à dieta, 45,1% não aderiram ao tratamento; finalmente, 63,8% não aderiram ao exercício físico. Em determinações aleatórias da pressão arterial em que todos os sujeitos do estudo tinham alguma forma de Diabetes Mellitus, 42.7% manteve uma pressão sistólica elevada (> 129 mmHg) e 13,1% pressão diastólica (> 89 mmHg); em relação à hipotensão sistólica apenas 4,3% manteve uma diminuição da pressão sistólica (< 100 mmHg) e 6,2% da pressão diastólica (< 60 mmHg).

CONCLUSÕES E RECOMENDAÇÕES

Conclusões

•O Sistema de Saúde do Equador não conseguiu uma adesão significativa ao tratamento da Diabetes Mellitus nas suas diferentes formas de apresentação nos sujeitos da amostra neste estudo.

•A não aderência mais importante está no tratamento dietético e no exercício.

•Verificou-se que a pressão sanguínea sistémica em determinações aleatórias estava elevada em 42,7% (pressão sistólica) e 13,1% (pressão diastólica).

•Verificou-se que a pressão arterial sistémica em determinações aleatórias diminuiu a pressão sistólica (4,3%) e a pressão diastólica (6,2%).

•O maior número de pacientes com algum tipo de Diabetes Mellitus na amostra estão envolvidos em trabalhos domésticos.

Recomendações

•Implementar um Clube Diabético eficiente a nível nacional coordenado com cada Município onde cada família é treinada na preparação de dietas saudáveis e rotinas de exercício comunitário.

•Ligar as Universidades com o MSP e os Municípios do Equador para gerar projectos adaptados a cada comunidade, respeitando os costumes locais.

BIBLIOGRAFIA

CDC. (2022). National Center for Chronic Disease Prevention and Health Promotion, Division of Applied Diabetes. https://www.cdc.gov/diabetes/spanish/basics/diabetes.html#:~:text=The%20diabetes%20is%20a%20disease,releases%20in%20in%20the%20streams%20blood%20C3%ADneo.

Dowshen S. (2018) A diabetes pode ser prevenida? Encontrar cuidados na Nemours Children's Health. KidsHealth. https://kidshealth.org/es/parents/prevention.html

Fernández-Tresguerres J. A., et al. (2010). Fisiologia Humana, 4ª Edição. Capítulo 77: Pâncreas endócrino. https://accessmedicina.mhmedical.com/content.aspx?bookid=1858§ionid=1343699 90.

García-Escovar CA, García-Endara RD (2023). La Encrucijada del Diagnóstico Sindrómico" Tomo Único. Medicina Humana. Fisiopatología. https://drive.google.com/file/d/1_0uIFruJKfZq3nZsyBX_jXXv9R_pFUR6/view?usp=s hare_link.

Hall, J. E., & Guyton, A. C. (2016). Guyton e Hall: Compêndio de fisiologia médica. 3ª ed. Barcelona: Elsevier.

Harrison's (2008). Principles of Internal Medicine, 17th Edition, McGraw Hill. Cossio, Fustinoni, Rospide (2001) "Semiología Medica Fisiopatológica", Sétima edição, CTM Serviços Bibliográficos, Buenos Aires.

Herrera Ponce M. Soledad, Elgueta Rosas Raúl, Fernández Lorca M. Beatriz, Giacoman Hernández Claudia, Leal Valenzuela Daniella, Rubio Acuña Miriam, Marshall De la Maza Pío, Bustamante Palma Felipe (2021). Qualidade de vida dos idosos chilenos durante a pandemia da COVID-19. https://sociologia.uc.cl/wp- content/uploads/2021/07/libro_calidad-de-vida-pm-y-covid-19-.pdf.

José T. Real, Juan F. Ascaso. (2021). Metabolismo lipídico e classificação das hiperlipemias. Clínica e Investigação em Arteriosclerose, Vol. 33. Não. S1. páginas 3-9 (Maio 2021). DOI: 10.1016/j.arteri.2020.12.008

Loya López GM (2012). Fisiologia Endócrina do Pâncreas. Endocrinologia - Medicina Interna.
Junho de 2012. https://slideplayer.es/slide/3385363/

Martín Domínguez Verónica, González Casas Rosario, Mendoza Jiménez-Ridruejo Jorge, García Buey Luisa e Moreno-Otero Ricardo. 2013. "Etiopatogénese, diagnóstico e tratamento da doença hepática gordurosa não alcoólica". Serviço do Sistema Digestivo e CIBERehd (Instituto de Salud Carlos III). Hospital Universitário de La Princesa, Instituto de Investigação Sanitária Princesa (IIS-IP). Universidade Autónoma de Madrid. Madrid https://scielo.isciii.es/pdf/diges/v105n7/es_punto_vista.pdf

Robbins e Cotran (2015). "Patologia Estrutural e Funcional," 9ª Edição, Elsevier Saunders Goldman e Austello. "Cecil Treatise on Internal Medicine," 23rd Edition, Elsevier Saunders, 2010.

Rodríguez de Cossío A., Rodríguez Sánchez R. (2011). Testes laboratoriais em Cuidados Primários (I). Medicina de Familia. SEMERGEN, Vol. 37. No. 1. páginas 15-21. https://www.elsevier.es/es-revista-medicina-familia-semergen-40-articulo-pruebas- laboratorio-atencion-primaria-i--S1138353559310003667.

Rojas J (2022). Standards of care for diabetes 2022 - Directriz da ADA. La Escuelita Médica.
Serviço de Medicina Interna do Hospital de León.
https://escuelitamedica.com/2022/03/21/estandares-de-atencion-de-la-diabetes-2022- guia-ada/

Rojas Martínez, JA., Céspedes Salazar C., (2014). Sindromes de resistência aos hormonas devido à patologia dos receptores: mecanismos moleculares e fenótipos clínicos. Revista Especializada Endocrinología Pediátrica, Volume 5, Número 2. https://www. endocrinologiapediatrica.org/revistas/P1-E10/P1-E10-S308-A210.pdf.

Rondon-Berrios H. (2011). Avances en la fisiopatología del fisiopatología del edema en el síndrome nefrótico [Novos conhecimentos sobre a fisiopatologia do edema na síndrome nefrótica]. Nefrologia : publicação oficial da Sociedade Espanhola de Nefrologia, 31(2), 148-154. https://doi. org/10.3265/Nefrologia.pre2010.Nov.10724

Ros, E., Martínez-González, M. A., Estruch, R., Salas-Salvadó, J., Fitó, M., Martínez, J. A., & Corella, D. (2014). Dieta mediterrânica e saúde cardiovascular: lições do estudo PREDIMED. Avanços na nutrição (Bethesda, Md.), 5(3), 330S-6S. https://doi.org/10.3945/an.113.005389.

Sánchez, Alejandra Consuelo, & García Aranda, José Alberto (2012). Pancreatite
aguda. Boletim Médico do Hospital Infantil do México, 69(1), 3-10. Recuperado em Novembro 07, 2021, de
http://www.scielo.org.mx/scielo.php?script=sci_arttext&pid=S1665-11462012000100002&lng=pt&tlng=pt.

Stephen J. McPhee, SJ. Gary D. Hamme, GD (2015). Patofisiologia da doença: uma introdução à medicina clínica. 7ª Edição, McGraw Hill.

West M. (2021). 7 formas de prevenir a diabetes tipo 2.
https://www.medicalnewstoday.com/articles/es/prevencion-de-la-diabetes-tipo-2

ANEXOS

Consentimento livre, prévio e informado.

https://docs.google.com/document/d/1zJHSWUEBM67Fjfpht7zFw0TWjT0GQT
oO/edi t?usp=sharing&ouid=100806589038264328005&rtpof=true&sd=true

Formulário de recolha de dados.

https://docs.google.com/spreadsheets/d/1jx3q5YnAQsPWq44Y_DrWOOsjxAUIj
LkxrIz MJx-YYYyo/edit?usp=share_link

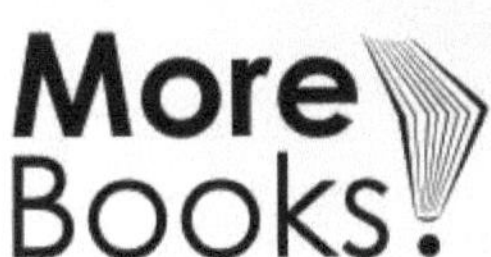
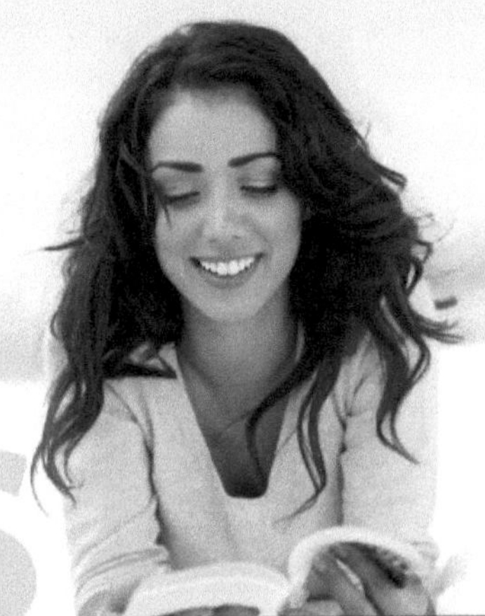